运动瑜伽

预防损伤和提升表现的针对性体式练习

[美]芮安娜·坎宁安（Ryanne Cunningham）著

赵丹彤 张晓蕾 译

U0268032

人民邮电出版社

北京

图书在版编目（CIP）数据

运动瑜伽：预防损伤和提升表现的针对性体式练习 /
（美）芮安娜·坎宁安（Ryanne Cunningham）著；赵丹
彤，张晓蕾译. -- 北京：人民邮电出版社，2019.5
ISBN 978-7-115-49691-1

Ⅰ. ①运… Ⅱ. ①芮… ②赵… ③张… Ⅲ. ①瑜伽—
基本知识 Ⅳ. ①R793.51

中国版本图书馆CIP数据核字(2018)第234865号

版权声明

免责声明

本书内容旨在为大众提供有用的信息。所有材料（包括文本、图形和图像）仅供参考，不能用于对特定疾病或症状的医疗诊断、建议或治疗。所有读者在针对任何一般性或特定的健康问题开始某项锻炼之前，均应向专业的医疗保健机构或医生进行咨询。作者和出版商都已尽可能确保本书技术上的准确性以及合理性，且并不特别推崇任何治疗方法、方案、建议或本书中的其他信息，并特别声明，不会承担由于使用本出版物中的材料而遭受的任何损伤所直接或间接产生的与个人或团体相关的一切责任、损失或风险。

内 容 提 要

日常生活中，人们常把瑜伽练习作为放松身心、重塑身体曲线的重要方法，去忽略了瑜伽对运动产生的积极影响。本书首先介绍了瑜伽对运动本身起到的重要作用，接着对髋部、腿部、核心区、上肢等不同身体部位肌肉的针对性瑜伽体式进行了详细讲解。此外，本书以 10 个运动专项的运动特点和所需身体素质为基础，介绍了各个运动专项对应的瑜伽训练体式。不论是专业的运动员、体能教练及健身教练，还是广大运动爱好者，都能从本书中获益。

◆ 著　　　 [美] 芮安娜·坎宁安（Ryanne Cunningham）

　　译　　　 赵丹彤　张晓蕾

　　责任编辑　刘　蕊

　　责任印制　周昇亮

◆ 人民邮电出版社出版发行　　北京市丰台区成寿寺路 11 号
　　邮编　100164　电子邮件　315@ptpress.com.cn
　　网址　http://www.ptpress.com.cn
　　北京瑞禾彩色印刷有限公司印刷

◆ 开本：700×1000　1/16
　　印张：15.75　　　　　　　　　2019 年 5 月第 1 版
　　字数：315 千字　　　　　2019 年 5 月北京第 1 次印刷
　　著作权合同登记号　图字：01-2017-2582 号

定价：128.00 元

读者服务热线：(010)81055296　印装质量热线：(010)81055316
反盗版热线：(010)81055315
广告经营许可证：京东工商广登字 20170147 号

译者序

瑜伽是一门有关身体和心灵的科学。随着运动人体科学领域相关学科的快速发展，瑜伽在康复治疗、损伤预防等方面的优势也日渐凸显。本书虽英文原名为 *Yoga for Athletes*，但其受众并不局限于运动员，而是面向所有热爱和从事运动的人群。本书以功能解剖学、运动解剖学、运动康复学等学科知识为理论基础，将瑜伽的体式法、呼吸法和冥想法等康复手段融入其中，为从事高强度训练的运动员提供了一条保持肌肉弹性、恢复体能平衡、增强身体活力和专注力的途径。本书的整体写作思想与中国传统文化中所倡导的"内外兼修"的思想不谋而合，能够帮助练习者提高训练的针对性和有效性。

体育，特别是竞技体育中，激烈而又残酷的竞争很容易让运动员陷入只关注结果的认知循环，而忽视了自我探索、自我发现、自我沟通及自我和解的重要性。作者通过不同的表达手法，在书中多次强调，练习的目的一定不是炫耀、不是攀比，所有体式的练习都应量力而行，强调体式是与真实自我的对话沟通，与身体的和谐相处。只要我们坚持练习——时间不会撒谎，你想要的时间都会给你。

这本书由两个部分、十九个章节构成，作者在第一部分阐释了瑜伽能够为运动人群提供帮助的理论基础，以及在不同训练环境和阶段中的应用方式。运动专项的特异性，预示和决定了不同专项所承载的损伤风险也不同。这本书的第二部分内容对如何预防、调整和修复人体在不同运动中对整个身体或身体某一部位的过度使用做出了非常清晰的诠释。根据运动专项特征而选择匹配的瑜伽体式，将为参与不同专项的运动员或爱好者提供更为直观和更具针对性的指导和帮助。

目 录

第一部分　瑜伽对运动的作用

第二部分　针对特定运动专项的训练体式

索 引

致 谢

　　非常感谢本书的了不起的编辑们，以及在我完成第一本书的写作和出版过程中给予我大量帮助的人们，是你们让我的梦想成真：米歇尔·马洛尼（Michelle Maloney）、辛西亚·麦凯恩（Cynthia McEntire）、利兹·埃文斯（Liz Evans）、休·奥特洛（Sue Outlaw）、诺尔·伯恩斯坦（Neil Bernstein），以及没有机会见面的人们。

　　万分感谢那些勤奋、积极进取、谦虚和鼓舞人心的专业运动员们，向你们致敬，我很荣幸能在过去几年教授你们瑜伽。你们可以在休闲时间致力于瑜伽练习，千言万语也无法表达我对你们百忙之中抽出时间来练瑜伽的感谢。最重要的是，感谢你们让我成为你们的瑜伽教练，感谢你们的信任、尊重和谦让。是你们让我的梦想成真，我们之间的感情已超越了朋友。非常感谢以下各位：特拉蒙·威廉姆斯（Tramon Williams）、贾勒特·布什（Jarrett Bush）、兰德尔·科布（Randall Cobb）、BJ·拉吉（BJ Raji）、萨姆·巴林顿（Sam Barrington）、安迪·穆伦巴（Andy Mulumba）、迈克·尼尔（Mike Neal）、弥迦·海德（Micah Hyde）、达顿·琼斯（Datone Jones）、达默里瑞斯·兰德尔（Damarious Randall）、昆腾·罗林斯（Quinten Rollins）、内森·帕尔默（Nathan Palmer）、DJ·威廉斯（DJ Williams）、格雷格·詹宁斯（Greg Jennings）、布兰登·博斯蒂克（Brandon Bostick）、杰迈克尔·芬利（Jermichael Finley）、杰里尔·沃西（Jerel Worthy）、凯弗·赛克斯（Keifer Sykes），以及那些未能在此处被提及的人们。

　　感谢才华横溢、鼓舞人心的作家乔伊斯·索尔兹伯里（Joyce Salisbury）。感谢你为我花费的所有时间和精力，在你的帮助下我才开始创作本书。如果没有你，我不知道自己是否能够成功！是你为我提供了建议，给我信心。作为作家，你的知识和经验是如此深厚和渊博，我很高兴能有你这样一位学生、朋友和老师。

　　我相信生活中有许多让人们相遇并成为朋友的理由。感谢布拉德利·伯恩特（Bradley Berndt），感谢你的友谊，感谢你振奋人心的积极，还要感谢你向我引荐了明迪（Mindy）。明迪·贝内特（Mindy Bennett），是你激励我健身，不断鼓励我。我会永远感激你为我所做的一切。

　　泰勒·邓恩（Tyler Dunne），从你迈入我的工作室大门的那一刻起，我的世界就因你发生了改变。你是一位振奋人心的作家，你的写作能力使我的梦想成为现实，让我的作品能发表在美国知名的瑜伽杂志上，并最终让我有勇气创作这本书。你是一个伟大的人，我喜欢我们一起做的健身运动和我们的谈话。我会永远欣赏你对写作和运动的热情。

非常感谢那些不可思议的模特们，他们是充满天赋的运动员和非常有趣的朋友。他们让这本书如此真实并鼓舞人心，这些模特包括：阿比·威德默（Abby Widmer）、凯文·达特（Kevin Dart）、布赖恩·丹齐格（Brian Danzinger）和布伦南·哈金斯（Brennan Hutjens）。还要感谢我的老师以及流瑜伽工作室的模特伊丽莎白·赫博讷（Elisabeth Herbner）和戴维·肯沙克（David Konshak）。

如果没有我的所有学生的爱戴和支持，流瑜伽工作室就不会存在。感谢大家！每周都能见到你们让我非常开心，我喜欢观看你们的每一段瑜伽。

我非常感谢我这一生中遇到的最能激励人心、最聪明和最有才华的老师：格温·劳伦斯（Gwen Lawrence）、利兹·阿奇（Liz Arch）和杨希·斯科特·施瓦茨（Yancy Scot Schwartz）。因为你们三位，我的瑜伽水平才能提升到新的高度。每次看到你们，我都能学到更多的东西。只要你们允许，我将不断地向你们三位学习。对你们每个人，我都充满了敬爱和尊重，非常感谢你们让我进入你们的生活，成为你们的朋友。非常感谢！

我生活中的朋友总是让我笑面人生，用心感受生活。感谢你们每个人！感谢我的闺蜜、瑜伽团队、Instagram handstand 公司的员工、Bunco 集团的员工、图书俱乐部的员工、热爱旅行的女性朋友们，以及长期以来一直在我身边支持我、爱护我的朋友们。我爱你们！

感谢我的家人。谢谢你们相信我，让我能够追寻我的梦想，谢谢你们鼓励我继续前进，并一直在我的背后支持我。你们一直陪伴在我身边，全心呵护我。妈妈、凯西（Kathy）阿姨、加里（Gary）叔叔、卡里（Kari）、格兰特（Grant）、加文（Gavin）、格雷迪（Grady），谢谢你们的爱。

妈妈，谢谢你作为单身母亲为我付出的一切，是你成就了今天的我。你一直鼓励我追寻自己的梦想，总是对我充满信任。我爱你，妈妈。非常谢谢你。

还要感谢我的猫咪格雷西（Gracie）。你总是偎依在我身边，趴在我身上，趴在我的计算机上，甚至将这本书中的每个字都"敲打"在我的脸上（除了致谢这部分）。遗憾的是我的宝贝猫咪格雷西在我写这部分内容的两天前去世了。格雷西教会了我真正的爱是简单生活和享受生活。我想念你，爱你，我的公主。

衷心感谢我最爱的人布拉德（Brad），感谢你在我写作期间给予我的支持和善意。感谢你成为我最好的朋友，在我最需要你的时候总是陪在我身边。没有你，我不可能完成这本书。你是一个伟大的人，我因此而爱你。

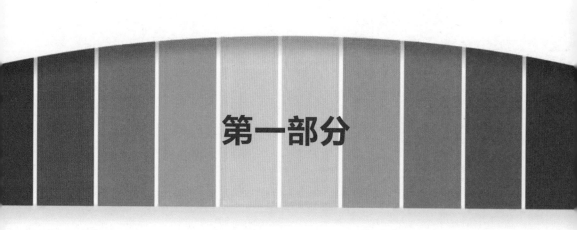

第一部分

瑜伽对
运动的
作用

第1章

为什么要练习瑜伽

　　教练员不仅要为运动员（尤其是职业运动员）设计力量训练方案和拉伸计划，在运动员执行训练计划的过程中还要观察并纠正他们所做的每个动作，配合医生一起帮助运动员降低损伤风险。那么，运动员还需要练习瑜伽吗？答案是肯定的，因为瑜伽练习在帮助运动员提升其平衡能力、柔韧性、肺活量，甚至在大脑的敏锐度方面，都有非常显著的作用。

　　不断超越自我的渴望是竞技体育的重要组成部分，所有运动员都希望通过不同的训练来获得更多的提升，这也是运动员终其职业生涯所追求的。在最佳发展阶段，运动员希望拥有更强健的体魄、更精准的决策，攻克更难的目标，以及一方面的改进与提升。每一个小的进步都会促使运动员实现更好的竞技表现。无论是职业运动员，还是寻求自我提升的运动爱好者，瑜伽都能助其找到提升运动表现的切入点。

　　特定的运动方式或动作，可以让我们的肌肉获得更有针对性的训练和强化，每一个瑜伽体式通常都会有着重强调和针对的肌群。而瑜伽能够将身体所有肌群调动起来，促进不同肌群之间协调、平衡地发展。本书不会像解剖学书那样对肌肉进行全面介绍，只介绍体式练习涉及的主要肌群。图1.1为主要肌群的前视图和后视图。学习本书中的体式时，可参阅此图。

对于运动员来说，瑜伽是一种特别有效的训练方式，因为它将拉伸、力量训练、呼吸和平衡练习融合在一起，而这种融合大有益处。每位运动员都需要更有针对性的训练，而瑜伽能够为运动员提供其所需要的个性化训练。本章将概述瑜伽中能够帮助运动员提高其运动表现的瑜伽体式。你可以根据自身需求，在这些瑜伽体式中找到最适合你的体式进行练习。

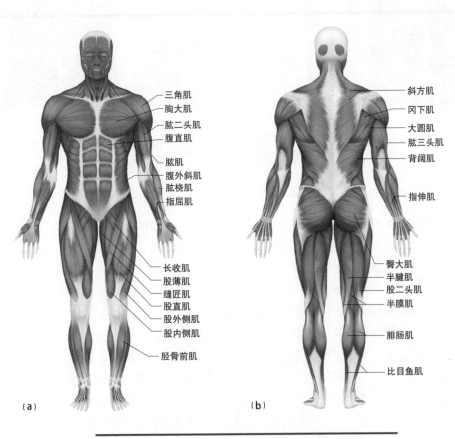

图 1.1　主要肌群：（a）前视图，（b）后视图

促进肌肉恢复

运动员们需要在练习间隙进行休息，以便让肌肉得到恢复。教练员们更是花费了大量精力试图对此展开研究，希望能确定运动员比赛前所需的最佳休息时长。如果休息过长，肌肉弹性便会下降，这势必会影响接下来的运动表现。是什么原因导致肌肉在持续运动中感到疲劳的呢？

人在运动时，肌肉会与摄入的氧气发生化学反应来产生能量。瑜伽练习中由深呼吸摄入的氧气量远远超过了肌肉所需的氧气量。肌肉收缩这种能量代谢活动会产生一些副产品，最常见的副产品就是乳酸。而乳酸和其他代谢产物的不断累积，让肌肉开始疲劳，最终影响了身体的运动表现。鉴于这种情况，我们通常都会建议运动员们多休息、多饮水，以清除肌肉内的代谢废物，使肌肉能够再次焕发活力。教练和运动员们都应该了解的关键问题是，清除这些肌肉内代谢废物所需的最佳休息时长。如果休息时间过长，会浪费宝贵的训练时间；如果休息时间不够，运动员们可能会受伤。而个体差异的存在，又让这一问题变得更加复杂。没有适用于所有人的标准休息时长，每个人都必须找到最适合自己的快速恢复方法，而瑜伽可以在这方面为大家提供帮助。

肌肉恢复的目标是清除肌肉中包括乳酸在内的废物，让肌肉再次焕发活力。水合作用有助于将废物清除体外，而适当拉伸肌肉也能更快地使肌肉恢复功能。瑜伽练习者总是知道最好的肌肉拉伸方法。

在锻炼结束后，肌肉会变得紧绷，我们需要采用正确的办法进行拉伸。请注意，我们此刻要拉伸的是肌肉而不是肌腱。恰到好处的拉伸有助于提高肌肉弹性，使肌肉在锻炼期间不会紧绷。练习瑜伽的主要目标是延长拉伸时间 (10～20 次呼吸)，因为较短时间的拉伸效果不佳。肌肉处于拉伸状态时，持续深呼吸会将血液供应到被拉伸的肌肉。这种深呼吸有助于将营养传送至肌肉，为肌肉恢复提供能量，为肌肉"充电"，为迎接下一次大强度练习做好准备。第 2章将讨论瑜伽呼吸技巧，以及完成练习后让肌肉得以恢复的拉伸技巧。肌肉恢复得越快，运动员们便能越早回归训练，从而获得更大的比赛优势。

运动员们有时会在训练结束后感觉双腿沉重乏力。此时，最好能通过促进血液循环来缓解双腿的疲劳。腿向上靠墙式是一个缓解双腿疲劳的好方法。像瑜伽中的其他体式一样，该体式有很多益处，它除了能帮助肌肉恢复弹性外，还能促进消化吸收，让身体重新储备能量，放松身心。

腿向上靠墙式

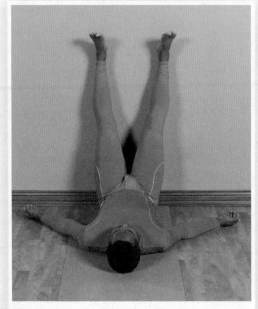

图 1.2

肌肉

腘绳肌。

1. 面向一堵墙。

2. 仰卧，双腿靠墙向上伸直（图 1.2）。

3. 臀部可以碰触墙壁，也可离墙几厘米远。

4. 放松双臂，将双臂放在身体两侧，手心向上。

5. 在此姿势下放松，至少 5 分钟，10~15 分钟效果更佳。

变式

如果感到腘绳肌紧绷，仰卧时应该让臀部离墙几厘米远，双腿向上，弯曲双膝，脚掌贴在墙上。如果腘绳肌仍然非常紧绷，可以在臀部下方放置瑜伽砖或瑜伽垫抬高臀部。

预防损伤

专业运动员和业余运动员们都会担心运动损伤干扰训练。对于很多运动员来说，在赛季发生运动损伤是他们最担心的问题。哪些因素会导致运动损伤？除去可能发生的各种意外，大多数运动损伤可归纳为以下 5 个主要原因。

1. 热身不充分。
2. 快速运动和扭转运动使关节受到压迫。
3. 身体某个部位的训练强度高于其他部位，导致肌体失衡。
4. 高强度训练导致肌肉紧绷，使肌肉失去弹性。
5. 过度使用肌肉。

练习瑜伽有助于预防前 4 种损伤。瑜伽体式通过针对具体需求的拉伸与强化，达到身体各部位的平衡。瑜伽练习是从热身运动开始的，以此让所有肌肉和结缔组织都为剧烈运动做好准备。瑜伽体式能够强化那些易受伤关节（比如膝关节和踝关节）周围的肌肉，确保运动员能够完成快速的爆发性运动。在阅读本书的过程中你会发现，本书甚至涉及一些非常细小的、经常被忽略的肌肉。

在许多运动中，训练失衡是一个非常严重的问题。如网球、高尔夫和棒球等运动，会让身体一侧的运动量高于另一侧。这种失衡会导致关节受到压迫，很容易使身体两侧都受到损伤。有些运动会使身体某个特定部位所承受的压力突然增加。例如，自行车选手们需要扬起脖子才能看到前方，而长时间俯身撑在车把上，导致他们经常脖子痛。有时，他们身体的重心也会前移至手臂，导致背部上方和颈部疼痛。瑜伽练习可以让他们身体的各个部分回归平衡，降低受伤概率。

最后一点很重要，力量训练往往会导致柔韧性下降，而瑜伽可以在促进机体恢复的同时，让我们保持柔韧性。肌肉紧张会导致肌肉受伤。而瑜伽通过拉伸，使肌纤维变长，促进结缔组织的修复，以减少潜在的损伤。定期的瑜伽拉伸练习能够帮助运动员保持肌肉弹性，这样即便是在激烈的比赛过程中，运动员只会出现轻微肌肉拉伤，而不是肌肉撕裂。解决了受伤问题，运动员也就能在赛季中获得更多的出场机会。专项运动所具有的特异性，要求我们在设计拉伸动作时要充分考虑项目动作特征和主要发力肌群，这样才能最大限度实现拉伸动作与专项主要发力肌群的互补。请阅读本书的第二部分，了解如何根据运动类型选择你的瑜伽练习方案。

每位运动员都希望发挥出最好的水平，但也正是因为这样，他们大多存在肌肉过度使用的问题。瑜伽训练可以提高人体的平衡性和柔韧性，从而降低过度使用肌肉造成伤害的可能性。避免伤害是提高运动表现的关键。本书中介绍的体式有助于避免运动损伤。

单独完成各种体式或完成系列体式都会对练习者有所帮助。一套常见的瑜伽体式是从上犬式到下犬式（或从眼镜蛇式到下犬式），这两种体式在下文有介绍。这些瑜伽体式可以在促进身体各部分均衡发展的同时，达到强健肌肉的目的。本书多次提及这些体式，如有需要请阅读以下描述。

上犬式

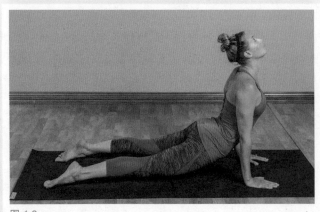

图 1.3

肌肉
肱三头肌、冈下肌、小圆肌、菱形肌、斜方肌、股四头肌、臀大肌。

1. 俯卧，双手放在肩关节下方，贴于垫上。
2. 吸气同时抬起胸部，伸直手臂。
3. 将重心下移至脚尖，用脚尖支撑身体。
4. 收缩股四头肌使膝关节抬离地面，保持双腿伸直（图 1.3）。
5. 双肩向后向下，远离耳部。
6. 肩胛骨内收，背部下沉。
7. 保持双肩处于双腕正上方的位置。
8. 双手推地，保持上臂伸直。
9. 凝视前方，拉伸并放松颈部。

10. 两侧肩胛骨继续向后、向下沉。

11. 收缩股四头肌，膝关节抬离地面，脚尖下压，保持臀肌收紧。

安全提示

保持腹部肌肉轻微收缩，防止腰部产生不适。如果下背部或肩关节感到不适，可用眼镜蛇式代替。

眼镜蛇式

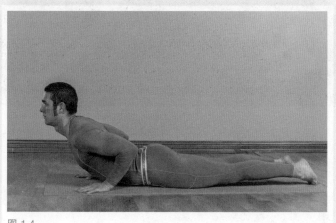

图 1.4

肌肉

腹直肌、股四头肌、缝匠肌、胸大肌、三角肌。

1. 俯卧，双腿向后延伸，手臂置于身体两侧，额头轻触地面。

2. 弯曲手肘，手掌贴于胸部两侧的地面。

3. 额头抬离地面，手掌轻推地面，使胸部向前、向上伸展（图1.4）。

4. 收缩股四头肌的同时，脚尖向下压地面，并带动双腿向后延伸。

5. 维持上一步的姿势，保持腹部肌肉收紧，卷尾骨向下（向脚后跟方向）。

变式

胸部上抬时，双腿伸直，离开地面。

安全提示

将尾骨向脚后跟方向卷，避免在做脊柱伸展动作时压迫到腰椎。在脊柱保持延展和拉长的同时，核心肌群保持收缩。

下犬式

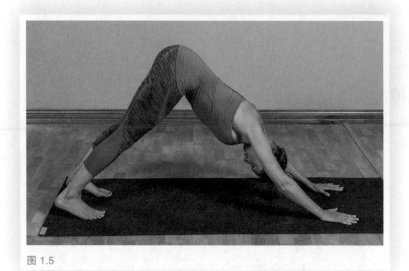

图 1.5

肌肉

肱三头肌、冈下肌、小圆肌、菱形肌、斜方肌、竖脊肌、腰方肌、腘绳肌、腓肠肌和比目鱼肌（小腿肌肉）、臀肌。

1. 俯卧，双手放在肩关节下方的垫上。
2. 呼气的同时翻转脚掌，脚趾向后蹬地抬高臀部。
3. 双手按压地面，伸展手臂。
4. 双臂外旋，远离双耳。
5. 放松颈部。
6. 抬起臀部的同时拉伸脊柱。
7. 脚跟下压地面并双腿逐渐伸直（图 1.5）。
8. 确保双手分开，与肩同宽，手指向垫子前方舒展延长。
9. 手指分开。

变式

如果腘绳肌紧绷，并且脊柱呈弧形，则稍微弯曲双膝，使骨盆回到中立位，使尾骨向上竖起。通过压实双手来拉伸脊柱，并抬高臀部。

安全提示

小心过度拉伸。该体式容易导致肘关节和膝关节过度拉伸。

减轻压力，提高注意力，缓解紧张感

锻炼会给身体带来一种自然的压力，这种压力是有益的。锻炼可帮助大家释放日常生活的压力，而不是被压力控制。但是，如果运动员将运动训练当作事业，或者对训练的态度非常认真，对自己有很高的期望，那么这种训练不会减轻压力，反而会增加压力。当运动员承受压力时，身体会分泌压力荷尔蒙皮质醇。瑜伽是通过何种方式帮助运动员减轻压力的呢？进行一系列的瑜伽动作练习，能够让身体内皮质醇的余量随之降低，运动员也会随之感觉轻松，压力得到缓解。

瑜伽让运动员的注意力转移到瑜伽体式上，使运动员的压力得到缓解，让运动员们活在当下，而不是思考过去或未来。在练习瑜伽的过程中，运动员可能会遇到具有挑战性的体式。起初，可能会畏缩，不想完成这个体式。但是，一旦完成该体式，就会发现自己的注意力集中在该体式上，而完全忘却了其他东西。这就是瑜伽，它会让人们活在当下，让人集中注意力。

瑜伽帮运动员减轻压力，活在当下的最后一种方式是使人专注于呼吸。下一章会更详细地讲解瑜伽呼吸法。练习瑜伽可以让人的注意力高度集中，使人平静，减轻身体压力。盘腿坐式是让人进入安静状态的一种很好的练习体式，或者说是一种冥想练习体式。

盘腿坐式

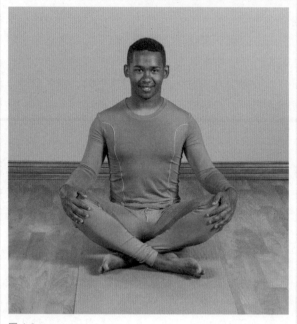

图 1.6

肌肉
腰大肌、腰方肌、竖脊肌、菱形肌、背阔肌、腹直肌。

1. 坐在地上。
2. 屈膝，双腿在踝关节处交叉。
3. 坐直身体，用头引领脊柱向上伸展。
4. 放松双肩，使其远离耳部。
5. 将双手放在膝关节上（图 1.6）。
6. 平视前方，静坐 2 ～ 10 分钟。

变式
如果这个体式让人感到不舒服，可以在臀部下方放一个瑜伽砖或瑜伽垫抬高身体，使自己感到更舒服一些，同时维持脊柱挺直。

安全提示
这个体式的常见问题是让人膝关节不适。为了让膝关节和臀部都有活动空间，可以将双脚向前移动，脚心相对。

锻炼未充分利用的肌肉

人们总倾向于训练那些对自己专项运动表现提高有着重要作用的部位，正如一些训练态度非常认真的运动员一样，他们不断关注和强化那些有助于提高运动表现的肌肉。但是，运动员们应该牢记的一点是，身体的各个部分是相互联系的，忽略身体的任何一部分都会导致身体出现弱链或失衡。一段时间后，过度使用的肌肉会使身体失衡，给韧带和关节带来不适，进而导致更严重的损伤。

运动员在训练中要完成很多动作，他们往往会忽视那些承受最多压力并起主要作用的身体的局部部位。大家会在本书中学到一些锻炼所有身体部位的体式，第 8 章会教大家注意一些小肌肉。运动员往往对小肌肉和关节的重要性不屑一顾。手腕拉伸式会告诉大家它们的重要性，这个体式可提高手腕的灵活性，不仅适用于瑜伽练习者，也适用于运动员的训练。

手腕拉伸式

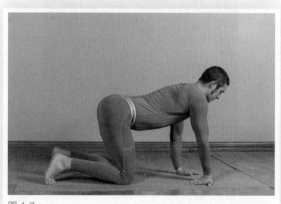

图 1.7

肌肉

旋前方肌、桡侧腕屈肌、尺侧腕屈肌、肱桡肌、掌短肌、指浅屈肌。

1. 四点支撑位开始。

2. 双肩和手腕保持在同一直线上，臀部和膝关节保持在同一直线上。

3. 顺时针方向转动右手，使指尖指向右膝关节。

4. 掌心紧贴瑜伽垫。

5. 保持右臂伸直，右肩远离耳部。

6. 手掌平放在瑜伽垫上。

7. 将臀部慢慢移向脚后跟，直到感觉到下臂拉伸（图 1.7）。维持该体式
   5 ～ 10 次呼吸的时间。

8. 将臀部前移，结束此体式。

9. 从左手腕开始重复上述动作，逆时针方向旋转左手。

变式

跪坐，双手合十做祈祷式，按压双掌。缓慢降低手腕，同时上抬肘部（图 1.8）。

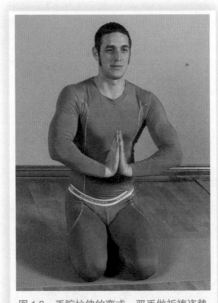

图 1.8　手腕拉伸的变式，双手做祈祷姿势

安全提示

手腕要在不产生任何疼痛的情况下进行拉伸。如果感觉到疼痛，有可能是拉
伸过度。

锻炼核心肌群

无论是私人教练还是职业教练都会将核心肌练习纳入训练内容。瑜伽一直
以来都非常重视核心肌群，因为它们是整个躯干动作的基础。核心肌群不仅包
括腹部前侧的肌肉，即人们所说的 6 块腹肌，还包括下背部肌群、髋关节周围
肌群和脊柱稳定肌群，图 1.9 显示了所有核心肌肉。

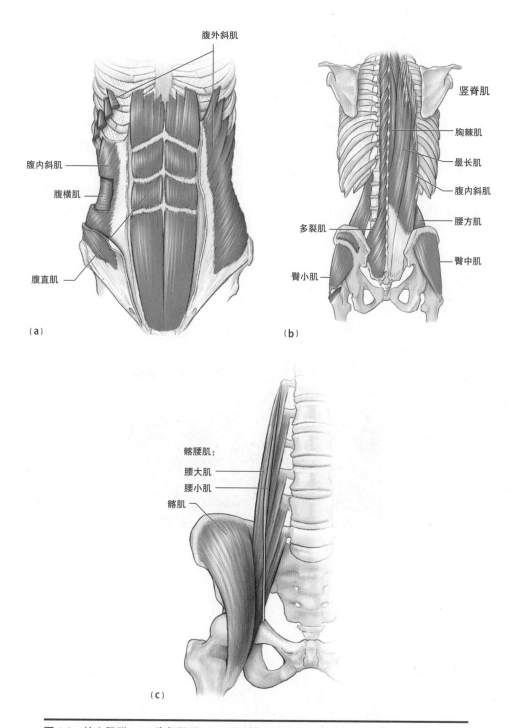

图 1.9　核心肌群：(a) 腹部肌群，(b) 后外核心肌群，(c) 前外核心肌群

核心肌群由三层肌肉组成。上腹部肌肉控制胸腔和骨盆部位之间的移动。此外，躯干两侧的腹斜肌对许多运动中的扭转动作至关重要。最后，深层腹肌支撑着内脏器官。这三层肌肉都必须非常强壮和协调，才能在瑜伽练习时保持身体的平衡和练习的高效。

强壮的核心肌群能最大限度减少腰部的损伤，并让下肢爆发力得到更好的发挥。更有力量、更稳定和更具有平衡性的核心肌群，能够让所有项目的运动员在其原有的运动表现上更上一层楼。核心肌群对每个人都很重要，因为动用身体深处的肌肉，才能维持瑜伽体式和拉伸动作所需的平衡性，所以完成一套完整的瑜伽练习会让所有核心肌肉都得到锻炼。有些瑜伽体式，比如船式，直接针对核心肌肉，这个体式完美展现了核心肌群在动作表现中的重要性。

船式

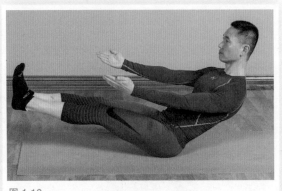

图 1.10

肌肉

腰大肌、耻骨肌、缝匠肌、股直肌、腹直肌、内收肌、股四头肌、竖脊肌、腰方肌、斜方肌、菱形肌。

1. 坐在瑜伽垫上。

2. 弯曲双膝，把脚放在瑜伽垫上。

3. 双手抱住或拉住大腿后侧。

4. 躯干向后倾斜，直到手臂伸直。

5. 继续向后倾斜，直到双脚离地，用坐骨后缘保持平衡。

6. 保持此体式，同时向脊柱方向收紧肚脐（骨盆后倾），以锻炼核心肌群。

7. 伸展双腿（图 1.10）。

8. 抬高胸部，保持脊柱延长，锻炼核心肌肉。

9. 凝视前方。

变式

以相同方式练习该体式，但保持膝关节弯曲，而不是伸直双腿。

安全提示

挺起胸部，收紧腹部，以锻炼核心肌群，避免对下背部造成压力。挺起胸部还有助于防止弓背引起的疼痛和劳损。

改善睡眠

有时，人们头脑中思绪不断，让人无法放松和入睡。在人生的某个阶段，我们都有可能被失眠困扰。不眠之夜让每个人都感到苦恼。对于准备参加比赛的运动员来说，良好的睡眠尤为重要。目前尚没有应对偶尔失眠的完美解决方案，但是我们可以学着放松自己。在锻炼肌肉的时候，放松也是一项技能，而瑜伽有助于训练身体进入放松状态。瑜伽向我们展示实现这一目标的两种途径。首先，当运动员学会在瑜伽练习中将注意力集中在瑜伽体式上，他的意识和身体就理解了运作和休息之间的区别。之后，当他将注意力集中在放松上，肌肉就能做出相应的反应。这项技能可在瑜伽垫上使用，也可以运用到床上，确保运动员有安稳的睡眠。

其次，运动员可通过呼吸改善睡眠。在瑜伽练习中，我们会有意识地利用呼吸促进体式的完成和保持，练习结束时，会利用呼吸让身体平静下来。利用呼吸进行放松应先从深呼吸开始。缓慢地、长时间地、平稳地吸气和呼气。吸气时数 5～7 秒，呼气时数 5～10 秒。一旦形成了呼吸节奏，至少保持该节奏一分钟，或者直到感觉完全放松，准备进入睡眠为止。在参加比赛前，运动员可利用有节奏的呼吸进入平静和放松状态，确保发挥最佳水平。睡觉前也可以进行韵律式呼吸。所有瑜伽课程都以放松姿势（也叫 savasana，梵文意为"摊尸式"）结束。我们可以利用该体式练习放松技巧，将其运用于现实生活，改善睡眠。

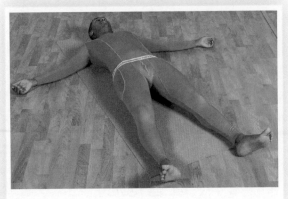

图 1.11

肌肉

所有肌肉都停止运作，让自己进入完全放松状态。

1. 仰卧于瑜伽垫上。

2. 双腿伸展并放松，双脚放松自然向外打开。

3. 手臂伸展，放于身体两侧，掌心朝上（图 1.11）。

4. 闭上双眼。

5. 释放身体所有的紧张。

6. 让呼吸自然缓慢下来。

7. 允许各种思绪在大脑中浮现，但不要在意这些思绪。任由思绪来去，将注意力集中在放松上。

变式

如果感到背部不适，可以弯曲双膝，将脚掌贴于瑜伽垫上，与臀部同宽或超过臀宽，放松膝关节。另一个改善背部不适的体式是盘腿坐式。

瑜伽的安全性

瑜伽不是竞赛。对于竞技运动员来说这个概念可能很难理解，因为比赛是他们生活的全部。但是，坐在瑜伽垫上，练习者必须将注意力集中在自己的身体及身体所能完成的事情上，而不是去关注别人所做的事情，如何与他人竞争，以及如何击败他人。运动员必须抑制住与自己竞争的冲动，专注于自己当前的能力，不要过度拉伸，也不要用力过猛。可使用瑜伽砖和瑜伽伸展带等工具安全地完成某个体式。第 2 章将对这些工具进行详细介绍。

在瑜伽课之前和瑜伽课期间保持水分摄入也很重要，否则可能导致头晕，甚至晕眩。将水放置于身边，确保随时可以喝到水，即使是运动员也要注意水分摄入。和所有运动一样，正确的姿势能够防止损伤，因此，请仔细阅读说明，查看相关图片，确保动作正确。

最后，如果在练习中感觉疲劳或头晕，可以采用婴儿式休息一会儿。这个体式是全面恢复的体式，让练习者可以随时检查自己的状态。

婴儿式

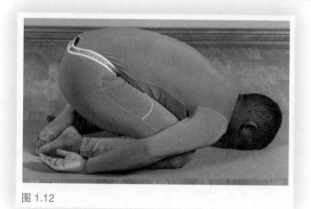

图 1.12

肌肉

背阔肌、竖脊肌、臀大肌。

1. 双手和膝关节着地，身体放低。
2. 两个大脚趾合拢，双膝分开。
3. 将臀部后移至脚后跟。
4. 前额点地，放松自己。
5. 双臂在身体两侧伸展，掌心向上（图 1.12）。

变式

并拢双膝，手臂伸展过头部。这个动作能让背部得到拉伸，肩关节的外侧得到放松。如果这个体式让膝关节疼痛，可以采用盘腿坐式或将腿倒靠在墙上。

安全提示

膝关节不应疼痛或不适。如果有疼痛感或感到不适，可以根据需要改变动作，采用盘腿坐式，或者腿向上靠墙式。

总结

　　瑜伽是运动员训练的极佳辅助性练习。无论是业余运动员还是专业运动员，瑜伽练习都能提高他们现有的运动表现，帮他们实现运动生涯的长远发展。本章列举的体式可说明瑜伽能够如何改进训练。现在让我们开始系统性的练习。第 2 章和第 3 章将从锻炼身体前的初级和高级热身动作开始。和所有瑜伽练习一样，这是一个旅程——一个提高运动能力的旅程。

第2章

入门

在了解了瑜伽练习给运动能力带来的益处之后，是时候开始练习瑜伽了。在学习具体的体式之前，请牢记我们的目标是维持正确姿势，避免受伤。运动员们通常有发达的肌肉，完成需要柔韧性的体式可能更有挑战性。为了降低体式的难度，同时确保姿势正确，可尝试使用图 2.1 所示的瑜伽辅具。伸展带可以延长你的四肢，瑜伽砖或瑜伽垫可以垫高身体，提供支撑，有时还有防滑的作用。

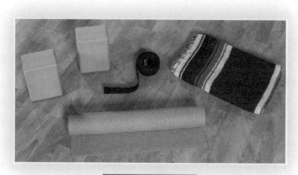

图 2.1　瑜伽辅具

瑜伽垫

瑜伽垫表面为手和脚提供了很好的摩擦力，避免维持体式时打滑。有不同厚度的瑜伽垫可选。有些人倾向于选择厚一些的瑜伽垫，以便获得更好的垫衬效果，厚瑜伽垫的缺点是不利于完成平衡体式。还有人喜欢薄一些的瑜伽垫，有触摸地面的感觉。大家可以通过实验找到自己喜欢的瑜伽垫。也可以叠放两张瑜伽垫，找到最适合自己的厚度。

如果新瑜伽垫有些打滑，可将其置于浴缸中，使用少量洗涤剂进行清洗。然后用醋和水将残留物冲洗干净，也可以用小苏打和水。有些瑜伽垫可机洗。对于那些能够机洗的瑜伽垫，一定要在甩干之前拿出瑜伽垫，避免瑜伽垫被拉伸变形，然后挂晒晾干。

保持瑜伽垫清洁。练习前后彻底擦拭瑜伽垫，防止细菌滋生或出汗后产生油脂。可以喷洒专门的瑜伽垫清洁剂，或者使用自制的清洁剂（将中性清洁剂、醋和水混合，再装入喷瓶），然后使用干净毛巾进行擦拭，为下一次练习做好准备。关于瑜伽垫的相关保养方法，可咨询制造商。

两块瑜伽砖

刚开始练习时，人们的肌肉处于紧绷状态，舒展身体时可能无法触碰到地面。肌肉过度紧张可能导致无法正确完成一些伸展体式，造成错误的身体姿态，削弱了练习带来的好处。瑜伽砖是获得支撑的有效工具，可以让肌肉在适宜的初长度进行缓慢拉伸。

瑜伽砖通常由泡沫或软木制成，也有木头或竹制的瑜伽砖。最常见的尺寸是 7.6 厘米 ×15.2 厘米 ×22.8 厘米。练习者可以根据其肌肉的柔韧性，尝试不同的瑜伽砖摆放方式，找到适宜的高度。泡沫砖最轻，许多瑜伽练习室都采用这种瑜伽砖。如果没有瑜伽砖，可以摞几本书，或利用家具和其他东西为手或臀部提供支撑。

瑜伽伸展带

和瑜伽砖一样，瑜伽伸展带可以帮助我们在完成体式时维持正确的姿势。当我们在完成前屈或扭转体式时，用伸展带缠绕在手或脚上进行辅助，将会帮助脊柱在开肩或伸髋动作中保持伸展和延长。

瑜伽伸展带通常长 1.8 米，高个子的人通常需要 2.4 米或 3 米的瑜伽伸展带。更加高大的运动员，比如篮球运动员或足球运动员，须使用特制的长瑜伽伸展带。

瑜伽伸展带末端有紧固件，可在练习者做伸展运动时将伸展带固定住。最常见的两种紧固件为塑料夹和金属 D 形环。两种紧固件的功效是相同的，可以根据个人喜好进行选择。

如果没有准备瑜伽伸展带也不必紧张，我们可以现场制作一个。将毛巾拧成带状或用皮带也可以。

5 厘米瑜伽砖、瑜伽枕或瑜伽毯

如果臀部肌肉紧张，直接仰卧在地上通常会导致下背部弯曲，骨盆后倾，这种坐姿会压迫到骶骨。此时可以稍微抬高坐骨，缓解骶骨不适，并让身体在前屈动作中拉伸腘绳肌时，下背部不会感觉到压力。最简单的抬高方法是坐在 5 厘米瑜伽砖、瑜伽枕、折叠的瑜伽毯或毛巾上。

阅读本书的过程中，大家会看到运动员在练习中使用这些辅具的示例。练习过程中可随意使用所需的辅具。我们很快就会了解自己的身体，确定何时应该使用辅具。请记住，我们的练习目标是完成正确的体式，是否使用辅具并不重要。

从呼吸开始

呼吸是影响运动表现的核心因素，运动员们都知道这一事实。网球运动员呼气时击球的力量最大，游泳和跑步这种对耐力要求较高的项目，运动员们必须依靠有节奏的呼吸促进自身运动。这个原理适用于所有运动项目。训练有素的运动员无须认真思考就能学会如何在运动中有效利用呼吸。

瑜伽练习的一个关键要素就是有意识地控制呼吸，从而提高运动表现。瑜伽使用梵文术语 pranayarna 来表示呼吸控制法。这个词表示"延长呼吸"，同时也表示"增强生命力"，强调呼吸是生命力的核心。瑜伽练习过程中，有意识地控制呼吸会让运动员很快发现呼吸对提高运动表现的作用有多大，我们可将正确的呼吸方法及肌肉呼吸记忆法运用到运动项目中。

彼得·福禄克

马拉松运动员和自行车选手

多年的训练和比赛后，我才开始练习瑜伽，以便提高我的柔韧性，并从马拉松和自行车训练中恢复。我惊讶地发现，瑜伽练习中的呼吸和放松都很重要。之后我参加了四场马拉松比赛（包括波士顿马拉松比赛），两场无赞助的双轮双座自行车赛，我根本无法想象没有瑜伽的生活。

进行剧烈运动或深层拉伸时，人们会不自觉地屏住呼吸，因为此时注意力都集中在肌肉运动上。但实际上人们应该将注意力集中在促进运动表现的整个呼吸过程上。呼吸为身体提供氧气，氧气又滋养着细胞和肌肉。血液为肌肉输送营养，清理肌肉组织中的废物。血流为身体系统提供能量，使身体重新焕发活力。呼吸让身体的运转时间更长，获得效率更高的运动表现。

瑜伽练习中有很多呼吸技巧可提高运动训练效果。其中一种有意识的呼吸技巧叫喉呼吸（即 ujjayi，梵文的意思为"胜利"），这种呼吸对任何瑜伽练习级别的运动员来说，都是简单高效的。

学习这个呼吸技巧需要坐在地上，挺直背部，盘起双腿。（如果臀部僵硬，感觉不舒服，可坐于瑜伽砖或折叠的瑜伽毯上，将臀部垫到与膝关节同高放置，这样就能挺直背部。）用鼻子吸气，然后张开嘴巴。用嘴巴呼气时，轻声发"哈"音。感受空气穿过声带时的振动，重复练习这种声音和呼吸。如果能一直感受到这种发自喉咙的呼吸声，就可以进行下一步训练了。

完整的喉呼吸是用鼻子吸气，呼气前段张嘴呼气。呼气中段开始闭嘴，持续发"哈"音。吸气和呼气时保持气流持续不断，轻声发出喉音。经过不断练习，练习者能更加熟练地运用喉音和气息，直到最后毫不费力地进行喉呼吸。

学会呼吸时的发音后，应将注意力集中在正确的呼吸方式上。深呼吸最好是用横膈膜（肺部底端最强有力的肌肉）进行。吸气时，先集中注意力让横膈膜下沉，这时会感觉肚脐向外隆起。然后将空气输送至腹部，再输送至胸部。呼气时，先收缩横膈膜，将空气排出肺部和腹部，经过喉咙时，声带振动，发出轻微的喉音这就是 ujjayi 呼吸。瑜伽练习的整个过程中，练习者都应专注使用此呼吸方式，让它成为一种习惯。这种呼吸方式能强健横膈膜（毕竟横膈膜是肌肉），进而提高运动员的运动表现。

热身运动和拉伸

瑜伽练习最重要的一个好处是可以提高运动员的柔韧性，增强肌肉的延展性。大多数人都因拉伸时间不足，而未能达到预期效果。身体在进行拉伸时，肌肉会被动拉长，在这种状态下保持一段时间，才能提高肌肉的延展性，并增加关节活动范围。每个拉伸动作至少应保持 20 秒，如果感到肌肉仍旧紧张，可适当延长拉伸时间。持续时间看似有些长，如果将注意力从紧绷的肌肉转移至喉呼吸，练习效果会更佳。有些运动员习惯在拉伸时数秒，确保拉伸时间足够长。

拉伸时应避免弹振。弹振不仅不会提高柔韧性，还有可能导致肌肉组织轻微撕裂。肌肉撕裂愈合时会形成瘢痕组织。瘢痕组织会加重疼痛，降低肌肉柔韧性，抵消瑜伽练习的所有好处。因此，练习者只需保持拉伸动作并深呼吸即可。

下面介绍一些基本的瑜伽热身动作。这些热身动作会唤醒身体，提醒它开始安全运作，为之后进行更剧烈的运动做好准备。

半快乐婴儿式

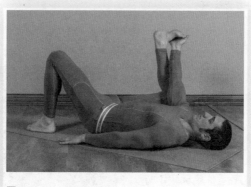

图2.2

肌肉

屈膝腿的臀大肌和腘绳肌，伸直腿的屈髋肌，腰大肌，缝匠肌，长收肌，短收肌，股直肌，耻骨肌。

1. 仰卧。
2. 将右侧膝关节抬至胸部，保持膝关节弯曲，另一侧的脚置于瑜伽垫上。
3. 手臂置于右腿内侧（图2.2）。
4. 手伸至右脚踝处，握住足部外侧。
5. 抬起脚朝向天花板方向。
6. 右手向下拉右脚，右腿膝关节垂直下移。持续下压足部，膝关节贴近肩关节旁边的地面。
7. 平向下拉脚后跟带动腿向上伸直，形成对抗的力，同时保持勾右脚，大腿压向地面。
8. 保持此姿势，呼吸5～10次。
9. 用另一条腿重复以上动作。

变式

如果臀部和髋屈肌非常紧绷，可在右脚的跖骨球处缠绕瑜伽伸展带，向下拉动伸展带，使膝关节贴近肩关节旁边的地面。弯曲左腿膝关节，左脚掌踩地。这个动作有助于完成半快乐婴儿体式。

安全提示

如果膝关节受过伤，请确保在练习过程中不会感到膝关节疼痛或任何不适。如果有疼痛感，可以在不对足部施加任何压力的情况下将右膝抱入怀中，并向下拉伸左腿。

仰卧脊柱扭转式

肌肉

臀大肌、臀中肌、阔筋膜张肌、腘绳肌、胸大肌、肱二头肌、肱肌。

背部的热身运动很重要，对于背部紧绷或有轻微疼痛感的运动员尤其如此。脊柱扭转是为背部肌肉做热身和提高脊柱灵活性的重要方法。

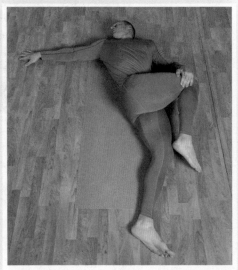

图 2.3

1. 仰卧。
2. 将右膝关节拉至胸部。
3. 平展右臂，掌心贴地。
4. 左手向左按压右膝关节，使右臀抬离地面。
5. 保持该姿势，向右看。保持右手不动，至少做到右手掌或右手臂背面触地（图 2.3）。
6. 保持此姿势，呼吸 5 次。
7. 用左腿重复此扭转动作，并向左看。

变式

拉住膝关节后侧至舒适位置，然后缓慢用力拉向胸部方向（图2.4）。

安全提示

如果感到背部疼痛，应放弃此体式，采用替代动作，即抱住一侧膝关节使之入怀，从另一侧开始重复以上动作。

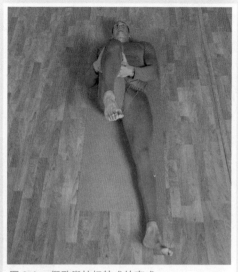

图2.4　仰卧脊柱扭转式的变式

猫牛式

肌肉

腹肌、竖脊肌、腰方肌、斜方肌。

1. 四肢着地，双手位于双肩下方，膝关节位于臀部下方。

2. 吸气，下巴和尾骨向天花板方向扬起（图2.5a）。

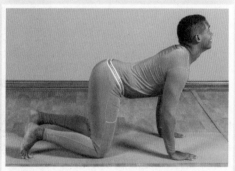

图2.5a

3. 呼气，双臂伸直下压，低头含胸，尾骨内收，双手用力下压，保持手肘伸直，背部弓起（图2.5b）。

4. 边做动作边呼吸。这个动作不仅对背部有利，还可以帮助颈部和臀部参与到热身当中。脊柱前屈的姿态有助于身体进行向前折叠体式的练习。脊柱向后伸展的动作有利于下一个热身动作的进行。

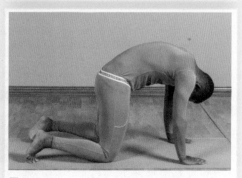

图2.5b

安全提示

如果感觉背部不适，可以放慢动作。在练习过程中可以适当用腹部吸气，避免对背部造成压迫。

脊柱起伏式

肌肉

肱三头肌、腘绳肌、腓肠肌、比目鱼肌、腰方肌、竖脊肌、斜方肌、腹肌、胸肌。

1. 脊柱起伏式是配合呼吸完成一系列动作的全身热身体式。
2. 先做下犬式（参见第1章，图2.6a）。
3. 高抬脚后跟，往胸部收下巴（图2.6b）。
4. 将气体完全呼出体外。
5. 吸气，向下收尾骨。脊柱呈弧形，变换至上犬式（参见第1章，图2.6c），并微抬下巴。
6. 呼气时，往胸部收下巴，弓起脊柱恢复至下犬式。
7. 每完成3～6组呼吸，变换一次体式。

变式

从下犬式转换至俯卧撑体式（平板式）。双臂伸直，双手压实地面，臀部下放，胸腔上提，转换成上犬式。另一种变式是维持下犬式，脚跟压向瑜伽垫。

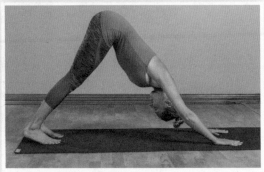

图 2.6a

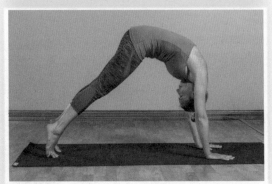

图 2.6b

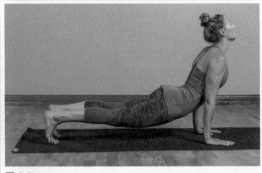

图 2.6c

安全提示

如果肩关节或下背部不适，建议采用变式。完成此动作需要具备一点上肢力量，练习过程中要对背部和肩部的运动轨迹和运动方式有所感觉。

<u>总结</u>

现在大家已经具备了瑜伽基础知识，了解了呼吸和瑜伽辅具的使用方法，以及一些初步热身动作。这些简单的拉伸动作能帮练习者唤醒全身肌肉，做好运动准备。后续章节将重点介绍适用于运动员的各种体式。热切地想要提高运动表现的运动员们可以开始下一步了。请牢记专注于呼吸，仔细阅读安全提示。现在，让我们来做全身热身运动吧。

第3章

热身运动

第2章介绍了一些和缓的体式，用于唤醒关节和肌肉，为运动做好准备。本章将介绍拜日式（梵语中叫作 surya namaskara），这套体式包括一系列的全身拉伸动作，能够为运动员有更好的运动表现做好充分准备。拜日式能够拉伸和强化全身肌肉，促进血液循环，非常适合作为练习前的热身项目。

瑜伽初学者通常觉得这套体式很难，因为这些动作对上半身的力量有一定的要求。运动员大多上肢力量较好，所以学习这些动作时往往更容易连贯地完成。运动员练习瑜伽不是为了增强力量，而是为了提高柔韧性和平衡能力。拜日式不仅可以唤醒肌肉，提高平衡能力，还可以通过拉伸身体来增强柔韧性。在各个体式中流畅地转换也恰好印证了"体育的本质是运动"的说法。

开始练习之前，请回忆一下喉呼吸法。请在练习中深呼吸，感受空气从横膈膜到肋骨，再到上胸腔，聆听海洋低吟般的呼吸声。

确保空气充满肺部，能够让喉呼吸法达到最好的效果。这项练习可以加强肺部和横隔膜功能。每个体式都有其对应的呼吸步骤（在某个体式吸气，然后在另一个体式呼气），将全套体式做一两遍之后，大家就应该能掌握呼吸节奏。请记住，严格运用正确的呼吸方法有助于促进血液循环。

动作变换

很多系列体式练习都会要求向后撤步（比如做平板支撑）或向前迈步（从平板支撑到前屈式）。想要加强臂力或提高平衡能力，练习者可以直接跳到要求的位置，或者向前跨步至双手之间。向前或向后跳都要求抬起臀部，把身体的重量放在双手上，并保持肩关节稳定。

图 3.1 展示了正确的对齐方式，即臀部位于肩关节上方，这样可以将肩部损伤的风险降至最低。请注意呼气时收缩核心肌群，将臀部抬高至图 3.1中所示位置。

跳跃式倒立

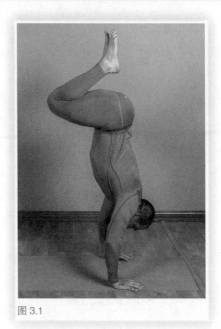

图 3.1

肌肉

肱二头肌、三角肌、斜方肌、胸大肌和胸小肌。

1. 先做下犬式。
2. 双脚并拢。
3. 双脚上前一步，让双脚靠近双手。
4. 深屈双膝。
5. 看向双手之间。
6. 完全呼气。
7. 向前跳跃时双脚蹬地，抬高臀部，使臀部位于肩关节上方（图 3.1）。
8. 指尖抓地。
9. 舒展双肩。
10. 双脚慢慢放下，到两手中间。

变式

不跳跃，只将双脚移动到双手中间。

安全提示

如果跳跃不在练习能力范围内，请按照变式的方法进行练习。

拜日式 A

拜日式是与呼吸相结合的一套动作，会牵动全身的很多肌肉，帮助运动员完成训练前的热身。一般做 4～6 组拜日式动作就能充分热身。拜日式有不同的变化，建议运动员从拜日式 A 开始练习。

肌肉

前锯肌、菱形肌、胸大肌、胸小肌、三角肌、肱三头肌、冈下肌、小圆肌、腹直肌、腹横肌、臀大肌、臀小肌、竖脊肌、斜方肌、腘绳肌（半腱肌、半膜肌、股二头肌）、小腿（腓肠肌、比目鱼肌）、腰大肌、股四头肌（股直肌、股外侧肌、股中间肌、股内侧肌）、腰方肌。

1 从山式（图 3.2）开始。站在垫子一端，双脚大脚趾相触，脚跟微微分开。让身体重量均匀分布在双脚底部。双膝稍微放松，避免膝关节过度伸展。骨盆位于膝关节和脚踝上方。尾骨向脚踝中间方向下沉，肋骨向内向下轻收。肩关节向后打开，肩胛骨压向后背。身体站直，手臂下垂放在身体两侧，手掌向前。头向上伸展，想象有一根绳子向上牵引着身体。保持此姿势，呼吸 3 次。**变式**：如果感觉不适，可将双脚分开，与髋部同宽或者略窄。如果感觉身体前倾，可改为靠墙站立，脚后跟贴墙。肩关节向后靠向墙，肩胛骨内收。尾骨向脚跟方向延伸，肋骨轻微拉向身体中线。后脑勺靠墙，手臂向下伸展，手背轻轻靠墙。头向上伸展。**安全提示**：避免膝关节过度伸展。

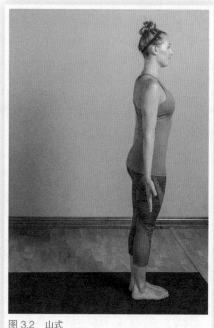

图 3.2　山式

2 从山式到举臂向上式（图3.3）。从山式开始，吸气，双手举过头顶，手掌合十。保持此姿势，呼吸1次。**变式：**保持双臂垂放于身体两侧。**安全提示：**避免膝关节过度伸展。

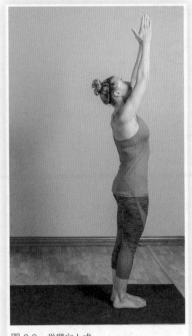

图3.3 举臂向上式

3 从举臂向上式到前屈式（图3.4）。呼气，以髋部为支点，向前伸展手臂和胸部，背部不要弯曲。身体前倾折叠向下，胸部靠向大腿，保持双腿直立，放松颈部。双手放于双脚两侧。保持此姿势，呼吸1次。**变式：**弯曲膝关节，身体折叠前倾，手臂环绕双腿，将胸部贴近双腿。双腿伸直，臀部向上提，腿后侧肌肉完全拉伸。**安全提示：**如果想减轻背部位伸感，可将双手放在大腿上，双膝深屈，身体慢慢前倾折叠。双臂环抱双腿。

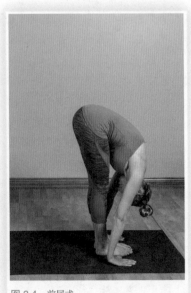

图3.4 前屈式

4 从前屈式到半前屈式（图 3.5）。上身抬至背部与地面平行的位置。保持双腿伸直，手指位于脚趾前方，拉伸脊柱，挺胸。肩胛骨压向背部。肩关节下沉，远离耳部，打开锁骨，脊柱向前拉伸。保持此姿势，呼吸1次。**变式：**如果腘绳肌过于紧张，不能完成半前屈式，可将双手放于小腿或者瑜伽砖上。该变式可帮助练习者向前拉伸脊柱同时保持半前屈体式。双眼直视前下方。如果仍然感觉大腿紧绷不适，可以稍微屈膝，保持半前屈式。**安全提示：**保持屈膝，以免背部不适。

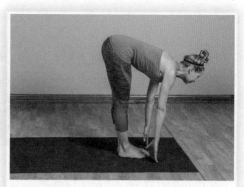

图 3.5　半前屈式

5 从半前屈式到平板式（图 3.6）。双手推地，双脚后退，成高位俯卧撑式。收紧核心肌群和臀部肌肉。手指分开，手掌向下按压。手臂挺直，肩关节下沉，远离耳部。头向前延伸，脚跟努力向下踩，拉伸背部，保持全身伸展。呼吸1次。**变式：**该体式需要借助上身及核心肌群的力量，如果感觉难度太大，可以让膝关节靠近地面，伸展脊柱，肩关节远离耳部。**安全提示：**不要给肩关节和手腕造成过大压力。如果感到疼痛，可以使用第2章的猫牛式代替平板式。

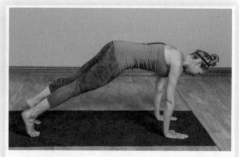

图 3.6　平板式

6 从平板式到四柱式（梵文中叫作 cha-turanga dandasana，参见图 3.7）。该体式对力量要求很高，所以一般初学者较难掌握这个体式，但运动员则相对容易。该体式以平板式动作做准备。呼气，身体缓慢下降至肩关节与手肘平行，手肘与手腕处呈直角。手肘紧贴身体两侧，肩胛骨拉向背部。收缩核心肌群，

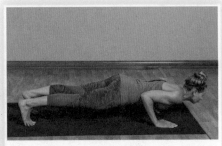

图 3.7　四柱式

让身体保持直线，保持胸部和髋部的稳定。脚踝向后轻推，同时锁骨向前，伸展全身。呼吸 1 次。**变式**：放低膝关节，其他动作同四柱式一样。**安全提示**：身体保持直线，平稳下降，可以避免肩关节、手腕及背部压力过大。

7 从四柱式到上犬式（图 3.8）。吸气，提起胸部，伸直手臂。脚趾翻转，脚心向上。脚背压地，收缩四头肌，膝关节离地，轻微收缩臀肌。肩关节下沉后展，远离耳朵。手掌推地，保持手臂伸直。凝视前方，放松颈部。肩胛骨向下压向背部，肩关节和手腕保持在一条直线上。呼吸 1 次。**变式**：如果该体式对肩关节、手腕或者脊柱

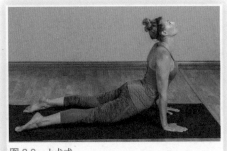

图 3.8　上犬式

施加了太大的压力，则改做眼镜蛇式。将手掌置于肩关节下方，手肘弯曲，抬头看向上方。手掌轻推地，胸部向前向上抬起到一半高度，脚掌贴地。尾椎骨向后卷起，背部伸直，避免腰部下沉。**安全提示**：轻微收缩核心肌群，避免压力过大引起腰部不适。如果腰部或肩关节不适则改用眼镜蛇式。

8 从上犬式到下犬式（图3.9）。
呼气，抬高臀部和后背。双手按
压地面，伸展手臂。双手分开与
肩同宽，食指指向垫子顶端。手
指分开，肩关节外旋，远离耳
朵。做该体式时容易耸肩，因此
要把肩关节拉向背部。颈部放
松。整个手掌均匀地向下用力，
伸展脊柱，抬起臀部。拉伸腿部
时要伸直双腿，脚跟向下用力。
保持此姿势，呼吸5次。**变式：**
如果感到腘绳肌紧绷或者脊柱
弯曲，可以微微屈膝。手掌用力
按压，抬高臀部，感受脊柱的伸
展。**安全提示：** 注意手肘和膝关
节不要过度伸展。

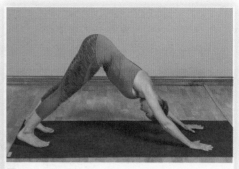

图3.9 下犬式

9 下犬式到半前屈式（图3.10）。吸
气，双脚上前一步，位于双手之
间。大脚趾相触，脚后跟稍微分
开。手指触地，放于脚前。胸部抬
高到一半高度，伸展脊柱呈半前屈
式。保持该姿势，呼吸1次。

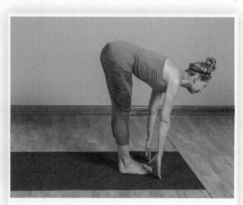

图3.10 半前屈式

10 从半前屈式再到前屈式（图
3.11）。呼气，髋部向下折叠，
胸部靠向大腿，保持双腿伸直。
双手触地，放于双脚两侧。保持
该姿势，呼吸1次。

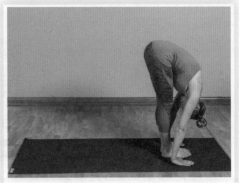

图 3.11　前屈式

11 从前屈式到举臂向上式（图
3.12）。吸气，抬起胸部的同
时向外伸展手臂。回到站立
姿势，双手在头顶上合十。
呼吸1次。

12 从举臂向上式最后回到山式
（图3.13）。站在垫子一端，
双脚并拢，双臂举过头顶。
深呼气，缓慢放下手臂，置
于身体两侧。呼吸1次。

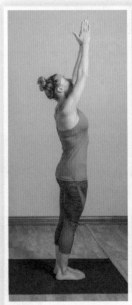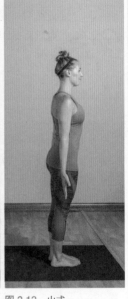

图 3.12　举臂向上式　　　图 3.13　山式

拜日式 B

练习拜日式 A 后，就可以开始练习拜日式 B 了，呼吸方式同拜日式 A 一样。拜日式 B 包括一系列类似的并拢腿下蹲和前屈动作，可以锻炼臀肌、核心肌群及位于大腿前侧的股四头肌。变换动作在这里同样适用，运动员可以像拜日式 A 中那样，迈步或者跳跃到平板式。

拜日式是一系列循环动作。身体伴随呼吸，从山式逐步转换到下犬式，然后再反向转换动作，回到山式。这些动作可以起到充分的热身作用。有节奏地练习，深呼吸，便可从练习中受益。一般练习者开始把这一系列动作当作一套完整的训练动作，但对大多数运动员来说，则可作为热身运动。

肌肉

股四头肌（股内侧肌、股外侧肌、股直肌、股中间肌）、内收肌、臀大肌、三角肌、胸小肌、前锯肌、腹直肌、肱三头肌、冈下肌、小圆肌、菱形肌、斜方肌、竖脊肌、腰方肌、腘绳肌（半腱肌、半膜肌、股二头肌）、小腿（腓肠肌、比目鱼肌）、屈髋肌群、腰大肌、胫骨前肌、臀小肌、胸大肌。

1 从山式开始，双腿并拢。挺直站直，如图 3.14 所示。

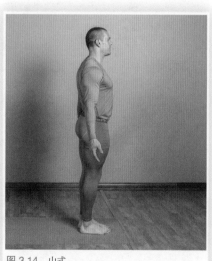

图 3.14 山式

2 从山式到幻椅式（图3.15）。吸气，弯曲双膝，髋部向后方下沉，好像正坐到一把椅子上。脚趾放松，重心放在脚后跟上。举起双臂，与肩同宽，双臂伸向前方，远离耳朵。注意要双膝并拢，锻炼股四头肌。挺胸，放松肩部，不要弓背。挺胸时髋部向后，尾骨向脚后跟方向卷起，挺直脊柱。呼吸1次。**变式：**双手做祈祷式，拇指贴胸骨。该体式的要点是深蹲。**安全提示：**夹紧肩关节会造成颈部的压力，可以祈祷式放松手臂。在大腿之间放一块瑜伽砖可以激活大腿内侧肌肉。

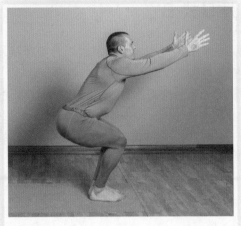

图 3.15　幻椅式

3 从幻椅式到前屈式（图3.16）。呼气，身体向前折叠，胸部贴向大腿，双腿挺直。

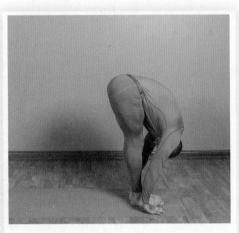

图 3.16　前屈式

4 从前屈式到半前屈式（图 3.17）。吸气，上身半抬。双手放在地上或者小腿上。

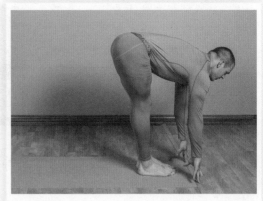

图 3.17 半前屈式

5 从半前屈式到平板式（图 3.18）。吸气，双脚向后退步或者向后跳到平板式。

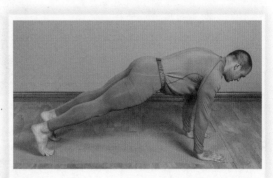

图 3.18 平板式

6 从平板式到四柱式（图 3.19）。呼气，身体下降到之前一半的高度或者与地面平行。手肘紧贴身体两侧。身体下降时背部和腹部肌肉收紧，可以降低肩关节受伤的风险。如果需要修改过渡姿势，可以弯曲膝关节。

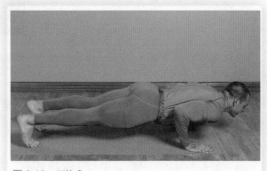

图 3.19 四柱式

7 从四柱式到上犬式（图 3.20）。吸气，卷起脚趾，脚背向下。双手双脚推地，提起胸部。大腿用力抬离地面，避免给后腰部造成压力。**变式**：用眼镜蛇式代替上犬式。降低腹部。双手撑地，位于肩关节下方。手肘弯曲，指向上方。轻推地面，向前向上提拉胸部，抬高到平常的一半高度。脚背贴地，尾骨向后卷起，背部伸展。

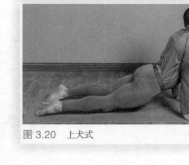

图 3.20 上犬式

8 上犬式到下犬式（图 3.21）。呼气，卷起脚趾，提起臀部和背部。手掌推地，向上向后伸展脊柱。

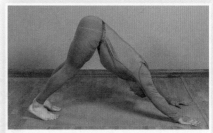

图 3.21 下犬式

9 现在，我们来增加一个拜日式 A 中没有的动作，从下犬式到单腿下犬式（图 3.22）。吸气，同时右脚伸向天空，脚跟向后蹬，髋部放正，或者稍微打开右侧髋部。手掌平放在地上，伸直手臂。保持双肩与地面平行。髋部、髋部屈肌和股四头肌紧绷的人，如果感觉很难摆正髋部，可抬起一条腿并稍微打开髋部有助于抬腿，并加强拉伸。抬起右腿，呼吸 1 次。接下来换成抬起左腿。**变式**：如果髋部和四头肌紧绷，可以把腿抬到一半高度。**安全提示**：做该体式时，后背不应感到有压力。如果有，最好不要抬腿，保持下犬式，吸气即可。

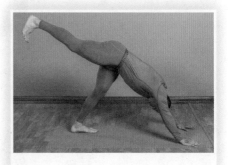

图 3.22 单腿下犬式（右腿）

10 从单腿下犬式到战士一式（右侧）（图 3.23）。呼气，右脚向前一步，位于右手后方，左脚后跟着地。屈右膝，与右脚脚踝保持在一条直线。始终保持髋部朝前，可以把髋部想象成车头灯。保持双腿与肩同宽。吸气，同时伸直手臂，向上抬到耳朵前方，挺直身体，目视前方。呼吸 1 次。**变式：**如果肩关节不适，可以改成双手胸前合十。如果膝关节不适，可以伸直右腿。**安全提示：**轻微收缩核心肌，保持脊柱伸展。注意不要引起肩关节和膝关节的不适。

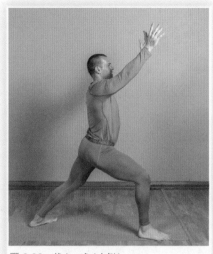

图 3.23　战士一式（右侧）

11 从战士一式到平板式。手臂向下，撑地，右脚向后迈，到平板式（图 3.24）。

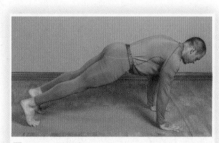

图 3.24　平板式

12 从平板式到四柱式（图 3.25）。深呼吸，身体下落到一半高度（或者降低到变式高度）。

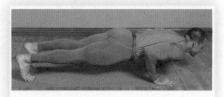

图 3.25　四柱式

13 从四柱式到上犬式（图3.26）。吸气，滚动脚趾，胸心朝上，手脚推地，抬高胸部。双腿用力，抬离地面。**变式**：用眼镜蛇式代替上犬式。

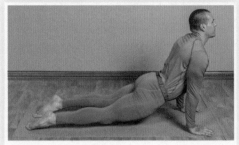

图 3.26 上犬式

14 从上犬式或眼镜蛇式到下犬式（图3.27）。呼气，卷起脚趾，髋部向上向后提起。保持此姿势，呼吸5次。

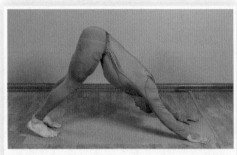

图 3.27 下犬式

15 从下犬式到单腿下犬式，抬右腿（图3.28）。吸气，抬起左腿，重复单腿下犬式的动作。这次，左腿抬向空中，同时让髋部保持稳定。

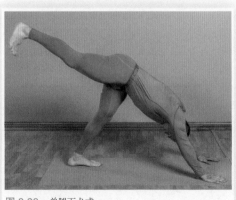

图 3.28 单腿下犬式

16 从单腿下犬式到战士一式（左侧）（图 3.29）。呼气，左腿上前，位于左手后方，脚后跟着地。按照战士一式（右侧）的方法挺直身体，举起手臂。

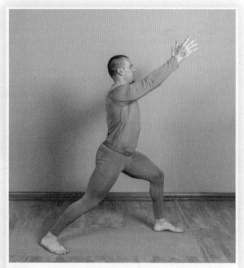

图 3.29　战士一式（左侧）

17 从战士一式（左侧）到平板式（图 3.30）。呼气，手臂向下，撑地，脚向后一步。

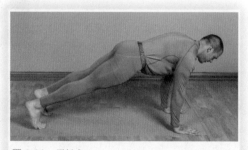

图 3.30　平板式

18 从平板式到四柱式（图 3.31）。呼气，身体下落到一半高度或者与地面平行。

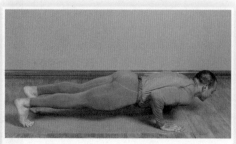

图 3.31　四柱式

19 从四柱式到上犬式（图3.32）。吸气，卷起脚趾。双手双脚推地，提起胸部。**变式：**用眼镜蛇式代替上犬式。

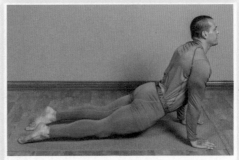

图 3.32 上犬式

20 上犬式到下犬式（图3.33）。呼气，髋部向上向后提起。卷起脚趾，伸展脊柱，脚后跟压向地面。

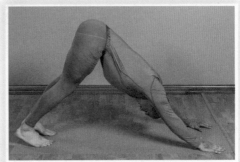

图 3.33 下犬式

21 从下犬式到倒立式（图3.34）。向前凝视时深呼气，然后迈腿或者跳起到倒立式，双脚落地时位于双手中间。

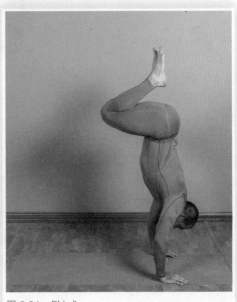

图 3.34 倒立式

22 从倒立式到半前屈式（图 3.35）。吸气，同时抬起上身到一半高度，手指触地，放于双脚前方。

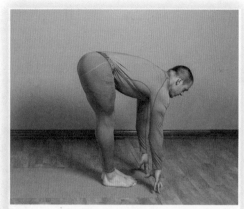

图 3.35 半前屈式

23 从半前屈式到前屈式（图 3.36）。呼气，胸部靠近大腿，双腿伸直，手掌触地。

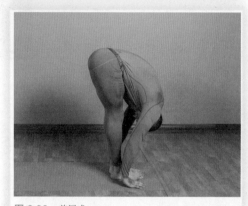

图 3.36 前屈式

24 从前屈式到幻椅式（图 3.37）。吸气，屈膝，向后坐。抬起手臂，与肩同宽，稍微向前伸展，肩关节远离耳朵。

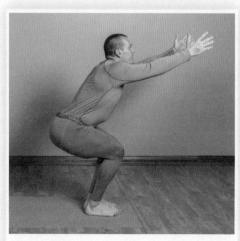

图 3.37 幻椅式

25 从幻椅式到山式，全套动作
   结束（图 3.38）。呼气，站
   直，双臂放于身体两侧。

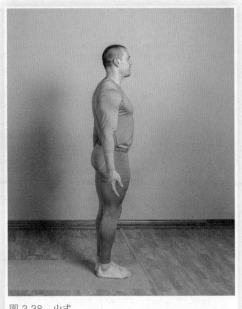

图 3.38　山式

拜日式的变换动作

　　所有的运动，包括瑜伽，都需要给人新鲜感，让练习者保持运动兴趣。对
运动员更是如此，他们习惯于挑战自己。如果仍有精力做其他的拜日式变换动
作，可以按照以下体式加强练习，帮助快速热身。

双四柱式

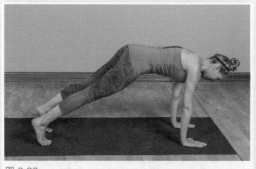

图 3.39a

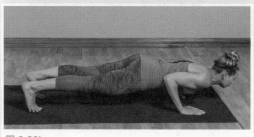

图 3.39b

肌肉

胸大肌、胸小肌、前锯肌、肱三头肌、腹直肌、腰大肌、臀大肌、三角肌。

1. 从平板式（图 3.39a）开始。通过向前伸展锁骨和向后推压脚跟来伸展全身。

2. 收缩核心肌群，收小腹。

3. 收缩臀肌。

4. 肩关节向后打开，远离耳朵。

5. 呼气，同时身体下降，与地面平行（图 3.39b）。

6. 使全身肌肉保持在紧张状态。

7. 吸气，背部慢慢放平，让身体保持呈一条直线。

8. 保持全身伸展，肌肉收缩。

9. 在转换到上犬式之前，重复此体式两次。

变式

膝关节着地。

安全提示

如果有肩关节或者腰部不适，则改做平板式的变式。从平板式开始，手臂伸直，膝关节着地。

侧板式

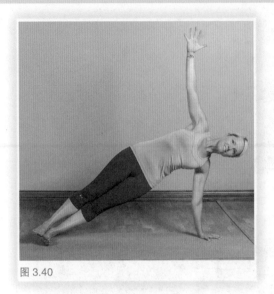

图 3.40

肌肉

腹横肌、腹斜肌、三角肌、臀中肌、臀小肌、内收肌（耻骨肌、短收肌、长收肌、股薄肌、大收肌）。

1. 做平板式时，将重心放在左手。

2. 侧身，左脚外侧着地，让身体保持平衡。

3. 右脚叠放在左脚上，右髋部和右肩向后翻转，位于左髋部和左肩上方。

4. 右臂伸向上方（图 3.40）。

5. 肩关节下沉外展，减少颈部压力。

6. 身体呈一条直线。

7. 换到右侧，右手撑地。

8. 右脚外侧着地。

9. 叠放左脚、左髋部和左肩。

10. 左臂伸向上方。

11. 吸气，然后呼气，同时进入四柱式，完成拜日式后续动作。

变式

前臂撑地，做侧板式。或者膝关节着地，用手和膝关节撑地。

安全提示

如果练习中肩关节疼痛，则按照变式练习。

单腿下犬式（核心练习）

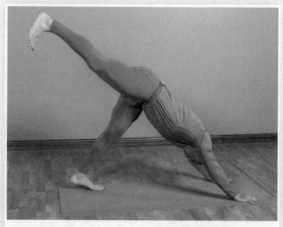

图 3.41a

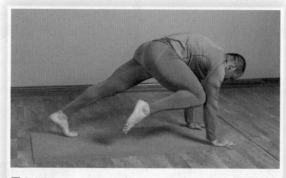

图 3.41b

肌肉

  肱三头肌、三角肌、前锯肌、背阔肌、臀大肌、腘绳肌（半腱肌、股二头肌、半膜肌）、髂腰肌、耻骨肌、阔筋膜张肌、股外侧肌、胸大肌、腹直肌、腹横肌、腹内斜肌和腹外斜肌。

  1. 练习拜日式系列的下犬式时，增加这个动作可以增强核心力量。从下犬式开始，吸气，右腿抬到空中（图 3.41a）。

  2. 呼气，身体向前移动到平板式，右腿膝关节弯曲，靠向右臂肱三头肌（图 3.41b）。

  3. 吸气，伸直右腿，回到单腿下犬式。

4. 呼气，身体向前移动到平板式，右腿膝关节弯曲，靠向左臂肱三头肌（图3.41c）。
5. 吸气，回到单腿下犬式。
6. 呼气，向前移动到平板式，右膝关节拉向胸部与鼻子靠近（图3.41d）。
7. 吸气，拉伸腿部，回到单腿下犬式。
8. 呼气，右腿放下，到下犬式。
9. 从左腿开始重复动作。

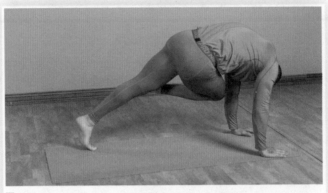

图 3.41c

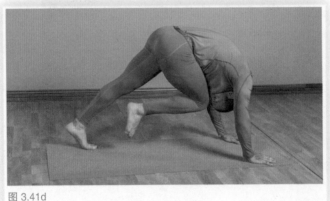

图 3.41d

变式

做平板式，呼吸15～20次。该变式可以让体内产生热量，增强核心力量和上身力量。

安全提示

收缩核心肌群，可以避免背部不适。如果感觉不适，可以练习变式动作。

进阶流

如果可以轻松完成拜日式及变式，那就把所有动作连在一起，练习进阶流。下面的示例包括所有拉伸变式。记得保持呼吸节奏！在做所有这些动作的过程中，都要采用喉呼吸法的轻声吸气和呼气方式。使用喉呼吸法可以将呼吸、血流和运动结合在一起。

1 先做 2～4 遍拜日式 A，一遍常规拜日式 B。然后开始做第二遍拜日式 B，做到平板式（图3.42）时，可以增加双四柱式（图 3.43）动作，然后立即转到侧身平板式，每侧各做一次（图 3.44），呼吸 2～5 次。

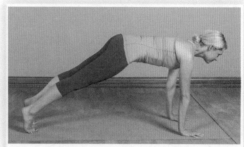

图 3.42 平板式

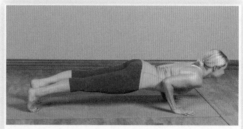

图 3.43 四柱式

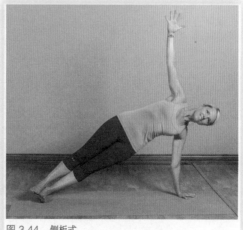

图 3.44 侧板式

2 回到四柱式（图 3.45），然
后做上犬式（图 3.46）和下
犬式（图 3.47）。

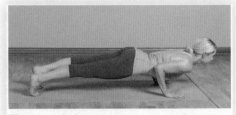

图 3.45　四柱式

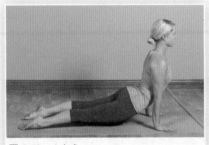

图 3.46　上犬式

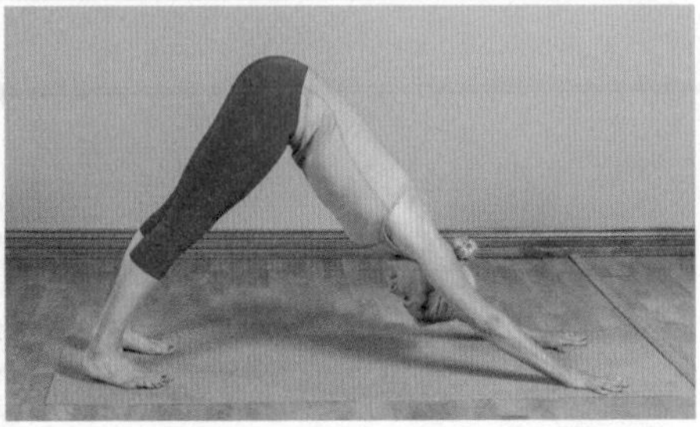

图 3.47　下犬式

3 吸气，右腿抬高，指向天花
板，收缩核心肌群，做单腿
下犬式（图 3.48）。

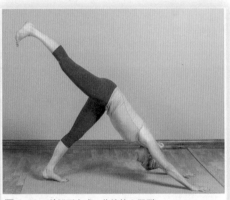

图 3.48　单腿下犬式，收缩核心肌群

4 呼气，膝关节靠近右臂肱三
头肌（图 3.49）。

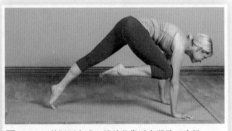

图 3.49　单腿下犬式，膝关节靠近右臂肱三头肌

5 吸气，回到单腿下犬式。呼气，膝关节靠近左臂肱三头肌（图3.50）。

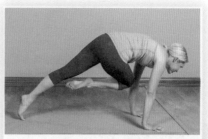

图3.50 单腿下犬式，膝关节靠近左臂肱三头肌

6 吸气，回到单腿下犬式。呼气，膝关节靠近鼻子（图3.51）。

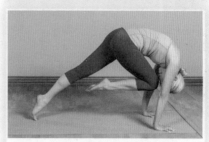

图3.51 单腿下犬式，膝关节靠近鼻子

7 吸气，回到单腿下犬式。呼气，右脚上前，位于右手腕后方，左脚跟着地，准备做战士一式。吸气，举起手臂，挺身，完成战士一式（图3.52）。

8 从左脚开始重复这一系列动作。该系列动作做两次以上，让肌肉处于激活状态，从而完成拜日式B的变式动作。

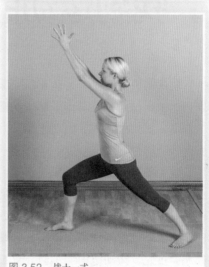

图3.52 战士一式

总结

　　本章介绍了拜日式系列体式，大家可使用这些瑜伽体式来热身。现在运动员已经充分热身，是时候开始肌肉和关节的拉伸了。此时可以逐章学习各种拉伸方法，也可以直接跳到第三部分，看哪些拉伸练习最适合自己的运动项目，然后回到第三部分，学习每种拉伸的正确做法和技巧。

第4章

找到运动的基础：髋部

髋部的灵活性对于运动和训练都很重要，因为灵活的髋部有助于提高运动表现，减少伤病，使动作更加连贯流畅。髋部活动范围的增加有助于动作速度的提高，提供短而快速的动作爆发力。运动后进行髋部放松还可以缓解腰部及腘绳肌的紧张。

髋关节并不像大家想象的那样，只是身体的一个部位。髋关节其实是指围绕骨盆带的关节和肌肉。髋部外侧是外展肌，骨盆区域前面是髋屈肌群，大腿内侧是内收肌群。如果拉伸时只注重髋部某一肌群的拉伸而忽略了其他肌群，那么被忽略部位的肌群会越来越紧绷。肌肉紧绷会直接导致该部位活动范围的缩小，反之，活动范围缩小会导致肌肉纤维的长度缩短，肌肉紧张会造成过大的压力进而容易导致关节错位，最终影响人整体的姿势。出现这种不平衡时，骨盆会发生变形，也就是骨盆发生倾斜，骨盆倾斜会引起腰部问题。因此，多角度，全范围的拉伸髋部是非常重要的。髋部是身体直立的基准，也是身体中心部位的一部分。人们将身体中心部位形象地称为"能量房"。想要在运动中表现出色，就必须要照顾好"能量房"。

马特·甘威尔（MATT GUNVILLE）

CrossFit 920 的老板
速度和力量训练专家，举重运动员

我做了20多年竞技运动员，参加过举重和各种力量比赛，同时也饱受运动损伤的折磨。曾因为L4、L5椎间盘突出做过手术。我也为此做了很多研究，我发现我的骨盆前倾很可能是腘绳肌、梨状肌、髋屈肌僵硬，以及髋部不灵活引起的。我训练时受伤大多也是这个原因。因此，我开始练习瑜伽。起初我没有太多练习瑜伽的热情，所以请了芮安娜·坎宁安（Ryanne Cunningham）做我的专业瑜伽教练。听我的建议，瑜伽非常值得练习！拉伸紧绷的肌肉，强化无力的肌肉，对骨盆倾斜的矫正有极大的帮助。这是我和芮安娜练习的主要目标。开始的时候，我们会先做一些特定的练习打开髋部，锻炼核心肌群和臀部肌群，放松原动肌。我背部的疼痛不是因为背部肌肉薄弱，而是因为灵活性差，这是很难通过训练改善的。人的整个身体就像链条一样运转。其中一个环节出现问题会破坏整个链条的运转，引起很多问题。我们常常忘记身体是一个整体，背部疼痛（或者其他疼痛）让我们记起某些对抗肌之间有直接或者间接的联系。我的建议是密切注意你身体的生物力学，确定你的问题在哪里，然后找一位专业的瑜伽教练帮你解决问题。练习瑜伽的好处是让你在训练期间更快恢复，延长你的竞技生涯，还可以缩短举重前的热身时间，减少疼痛。

快乐婴儿式

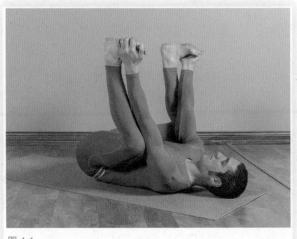

图 4.1

肌肉

臀大肌、腘绳肌、三角肌、肱二头肌。

1. 仰卧。

2. 将两侧膝关节抬至胸部。

3. 双膝分开，手臂置于两腿内侧，手伸至脚踝处，分别握住两脚外侧。

4. 双脚分开，与肩同宽。脚心向上。

5. 双手从脚外侧用力，将双脚向下拉，膝关节靠向肩关节外侧的地面（图 4.1）。

6. 尾骨向下压向地面。

7. 肩关节向下压向地面。

8. 挺起胸部。

变式

可练习半快乐婴儿式或者使用瑜伽伸展带。

安全提示

为避免膝关节疼痛，可以增加膝关节的弯曲度，以减少不适感。

低弓步半鸽子式

肌肉

髋屈肌、上股四头肌、腘绳肌、臀大肌、臀中肌、缝匠肌、股薄肌。

1. 从下犬式开始。
2. 右脚上前一步，位于双手中间。
3. 左腿膝关节向下着地。
4. 双手置于右脚内侧的地面上。
5. 右脚稍微向右侧旋转，使膝关节和脚趾指向同一方向。
6. 右脚脚趾离开地面，跖骨球保持贴地。
7. 右膝关节放松，缓慢向右脚外侧转动，直到感受到拉伸（图4.2）。
8. 弓步姿势可以进一步拉伸髋部。
9. 从左侧开始重复上述动作。

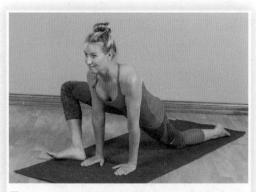

图 4.2

变式

把手放在一块瑜伽砖上，上身抬高，可以帮练习者更轻松地做这个体式，特别是对那些髋部僵硬的人来说（图4.3a）。也可以保持膝关节不向外展开（图4.3b），把前臂放在瑜伽砖上或地上，向前伸展脊柱，可以进行深度拉伸。

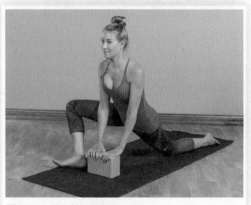

图 4.3a　低弓步半鸽子式的变式

安全提示

如感到膝关节不适，可以采用低弓步，膝关节不要向外展。如果膝关节比较敏感，可以在后腿膝关节下放一条毯子。

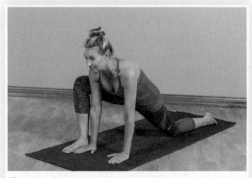

图 4.3b　低弓步半鸽子式的另一种变式

鸽子式

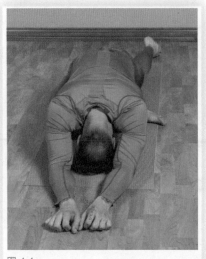

图 4.4

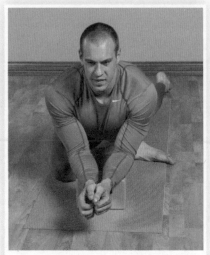

图 4.5 鸽子式的变式，可用瑜伽砖完成该体式

肌肉

臀大肌、臀中肌、梨状肌、缝匠肌、股薄肌、阔筋膜张肌。

1. 从下犬式开始，右膝贴近胸部。
2. 右膝置于垫子上，位于右手腕后侧。
3. 右脚移动到左脚前面。
4. 左腿放在垫子上，向后伸直。
5. 整个髋部向后移动，同时让髋部正对着垫子前端。
6. 从左侧肩关节看过去，确保左腿位于左髋后方。
7. 双臂放在地上。
8. 双臂向前延伸，手掌着地，额头向前或者放在地上（图 4.4）。
9. 保持髋部正对着垫子前端，髋部下沉贴地。
10. 保持此姿势，呼吸 10 ～ 20 次。
11. 胸部慢慢抬起，手压垫子，回到下犬式。
12. 从另一侧开始重复上述动作。

变式

将弯曲的膝关节放在两手之间，脚放在靠近髋部的地方。在前臂下方垫一块瑜伽砖，不用全身贴地（图 4.5）。

安全提示

做该体式时，如果感觉膝关节疼痛，立即停下动作，让背部着地，改练习针眼式。

针眼式

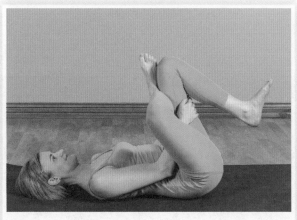

图 4.6

肌肉

阔筋膜张肌、臀中肌、臀大肌、梨状肌。

1. 背部着地躺在地上，膝关节弯曲，双脚位于地上。
2. 右膝拉近胸部。
3. 脚部弯曲，右脚踝放于左侧四头肌上侧，在膝关节下方。
4. 左脚抬离地面。
5. 弯曲左膝，双手环抱左腿胫骨或者腘绳肌（图 4.6）。
6. 左腿尽量拉近胸部，同时打开膝关节。
7. 从另一侧开始重复以上动作。

变式

双手环抱腘绳肌而不是胫骨，将左膝缓慢拉近胸部。如果感觉膝关节疼痛，则左脚退回原来位置，右脚脚踝放在左侧大腿上。

安全提示

将左腿拉近胸部时，要注意感受膝关节是否不适。

蛙式

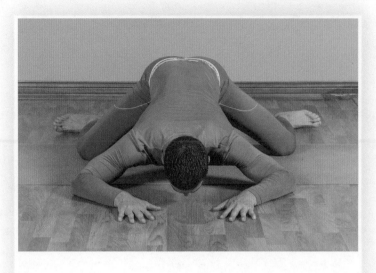

图 4.7

肌肉

股薄肌、缝匠肌、短收肌、长收肌、耻骨肌、大收肌。

1. 双手双膝着地。

2. 双膝尽量分开。

3. 双脚用力，双脚脚趾向外伸展。

4. 腿部弯曲呈 90 度。

5. 胸部向下靠近地面。

6. 如果有需要，可以在胸骨下方放一块瑜伽砖，将胸部放在瑜伽砖上。

7. 额头放松贴着地（图 4.7）。

8. 髋关节放松，同时骨盆放松，靠近地面。

9. 保持此姿势，呼吸 10～20 次。

变式

为减轻膝关节压力，可以坐下来做束角式。

安全提示

该体式是一种强力伸展的姿势，所以要小心拉伸过度。此外，还要避免造成膝关节疼痛。如果感觉膝关节疼痛，可以采用婴儿式。

单腿扭转椅式

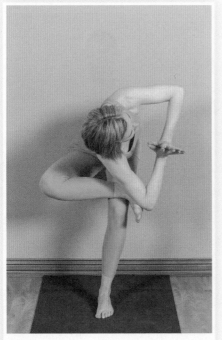

图 4.8

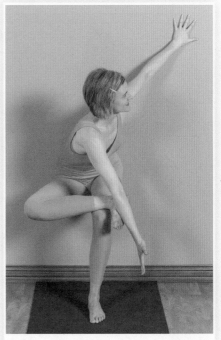

图 4.9　单腿扭转椅式的变式，可通过靠墙完成该体式

肌肉

臀大肌、臀中肌、梨状肌、缝匠肌、股薄肌、阔筋膜张肌。

1. 从站立姿势开始，到幻椅式。

2. 将右脚脚踝放到左侧大腿上，保持右脚弯曲。

3. 双手合十，右肘部置于右膝关节内侧上方，左肘部置于右脚足弓上。

4. 如果能保持平衡，上身向左侧扭转，右肘部置于右足弓上（图 4.8）。

5. 双手手掌紧贴在一起，上身进一步向左侧扭转。将右肘部放入右脚足弓里，将右脚向身后轻推。

6. 保持此姿势，呼吸 5 ～ 10 次。

7. 从另一侧开始重复以上动作。

变式

借助墙壁让髋部贴墙，弯曲膝关节。扭转身体时，如果手肘够不到足弓，则将前臂放到右脚足弓上，左手扶在墙上（图 4.9）。右前臂推向右足弓，把脚推向身体后方。左手可以扶在墙上，以保持身体平衡。

摇篮式

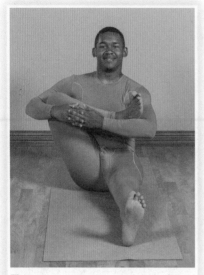

图 4.10

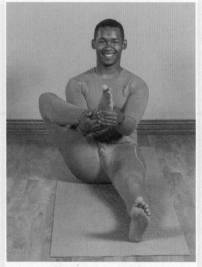

图 4.11 摇篮式的变式

肌肉

臀大肌、臀中肌、梨状肌。

1. 坐在垫子上。
2. 将右膝关节拉到胸部。
3. 用右手将右脚放于左臂肘弯处，右脚保持弯曲。
4. 右手环抱右膝，右膝位于右臂肘弯处。
5. 手指交叉，右腿胫骨位于胸前（图 4.10）。
6. 坐直，肩关节下沉，远离耳朵。
7. 保持右手抱住右腿的姿势，从右向左缓慢转动腰部。
8. 保持此姿势，呼吸 10 ～ 20 次。
9. 从另一侧开始重复以上动作。

变式

用左手抓住右脚，而不是把右脚放于左臂肘弯处（图 4.11）。抱住右腿胫骨，靠近胸部，然后开始摇摆。

安全提示

密切注意右膝关节是否有不适。保持脚部弯曲，在需要时用变式进行练习。

宽距深蹲式

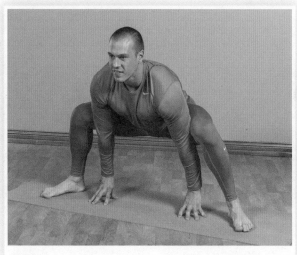

图 4.12

肌肉

腓肠肌、股薄肌、内收肌、臀大肌、股四头肌。

1. 站在垫子中间，双脚分开，与垫子同宽。
2. 脚趾向外，指向垫子两端，脚后跟着地。
3. 降低髋部，同时弯曲膝关节。
4. 手指或手掌推地，然后双手后退，肘部抵在大腿内侧（图 4.12）。
5. 肘部压向大腿内侧，打开膝关节。髋部下沉，挺胸。
6. 挺胸，身体挺直，髋部继续下沉。
7. 保持此姿势，呼吸 10 ～ 20 次。

变式

该体式要求膝关节深度弯曲，如果需要，可以在下蹲之前，在膝关节后边放一条毛巾。或者练习束角式（图 4.26）。束角式是一种很棒的体式，可以代替深蹲。或者，在髋部下方放一块瑜伽砖，坐在砖上，保持肘部抵在大腿内侧，双手合十，拉伸大腿内侧。

安全提示

练习该体式时膝关节会深度弯曲，如果有膝关节问题，一定要小心。

平板式（髂胫束伸展）

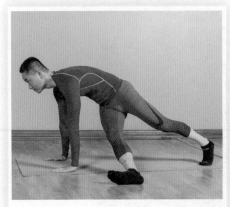

图 4.13

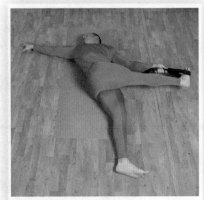

图 4.14　髂胫束伸展式的变式，可通过脊柱旋转完成该体式

肌肉

胸大肌、三角肌、肱三头肌、前锯肌、腹斜肌、腹直肌、斜方肌、大圆肌、小圆肌、竖脊肌、臀大肌、臀中肌、股四头肌、腘绳肌、腓肠肌、阔筋膜张肌、股二头肌、髂胫束。

1. 从平板式开始。
2. 右膝靠向胸部。
3. 右脚弯曲。
4. 右腿伸直，放于身体左侧，右脚外侧着地（图 4.13）。尽量让右脚脚趾与手指位于一条直线上。
5. 左脚跟后蹬。同时，锁骨向前伸，目视前方。
6. 保持手臂挺直，手掌按压地面。
7. 保持左脚弯曲。
8. 右髋部向下向后转动，进一步伸展。
9. 保持此姿势，呼吸 5 ～ 10 次。
10. 从另一侧开始重复以上动作。

变式

不从平板式开始，而是先躺在地上，将右膝拉向胸部，右腿伸到左侧，旋转脊柱（图 4.14）。右腿伸直，保持右脚屈曲。

安全提示

为避免膝关节不适，可以练习变式。

圣哲式（圣哲马里奇式的变式）

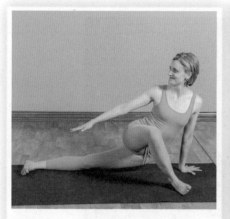

图 4.15

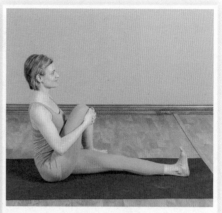

图 4.16 圣哲式的变式，可通过让膝关节贴近胸部来完成该体式

肌肉

臀中肌、臀大肌、阔筋膜张肌。

1. 从下犬式开始，右脚上前，做低弓步。
2. 双手放右脚内侧的垫子上。
3. 右脚微微右转，与膝关节指向同一方向。
4. 左脚脚趾向下，左腿伸直，膝关节离地。
5. 将全部重心放在左手。
6. 向右侧转身，转动左脚，左脚外侧着地，右脚也外侧着地，右膝放松，指向右侧。
7. 左髋部向下，右臂沿着身体右侧伸展，眼睛看向左脚（图 4.15）。
8. 保持此姿势，呼吸 5～10 次。
9. 从另一侧开始重复以上动作。

变式

从坐姿开始，右脚置于左侧大腿外侧，双手抱膝，贴近胸部（图 4.16）。

安全提示

侧身时注意保持脊柱伸直，腰背挺直，避免引起不适。

仰卧扭转式（伸展带辅助）

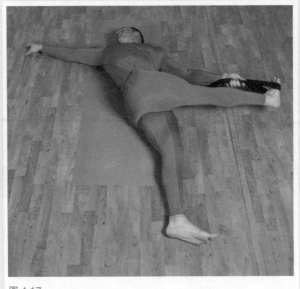

图 4.17

肌肉

臀中肌、阔筋膜张肌、臀大肌、梨状肌。

1. 把伸展带套在右脚上，左手抓住绳子末端。仰卧，右膝关节靠近胸部。
2. 右腿伸直，指向上方。
3. 右臂伸直放在地上，指向身体右侧。
4. 右腿缓慢放低，放到身体左侧的地上。
5. 看向右手（图 4.17）。
6. 右髋部卷起，远离胸部，进一步拉伸身体。

变式

想进一步拉伸身体，可以不用伸展带，而用左手四个手指握住右脚外侧。

安全提示

为了防止不适，可以稍微弯曲膝关节。

仰卧牛面式

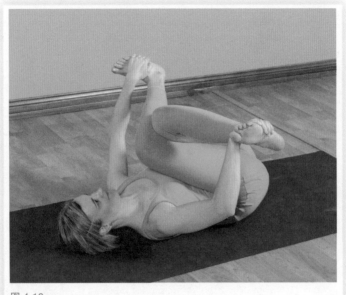

图 4.18

肌肉

臀中肌、臀小肌、阔筋膜张肌、梨状肌。

1. 仰卧，双腿弯曲，双脚脚掌、脚跟着地。
2. 两腿交叉，右腿放在左腿上。
3. 双脚离地。
4. 双手摸脚，右手抓住左脚，左手抓住右脚。
5. 头部枕地，放松。
6. 膝关节缓慢靠近胸部，双脚抬高（图 4.18）。
7. 两腿交叉，左腿放在右腿上，重复以上动作。

变式

起身坐在地上，双脚脚掌、脚跟相合，做束角式（参见图 4.26）。

安全提示

如果髋部紧绷，无法完全交叉双腿，可适当减轻动作力度，请注意不要给膝关节太大压力。

瑜伽砖辅助低弓步式

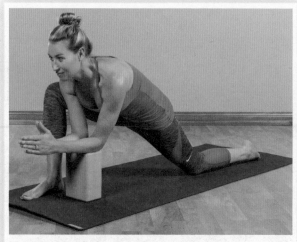

图 4.19

肌肉

髋屈肌群、腘绳肌、阔筋膜张肌。

1. 从下犬式开始，右脚上前，置于双手之间。

2. 左腿膝关节着地。

3. 将一块瑜伽砖竖立在右脚内侧。

4. 双手放在右侧大腿上。

5. 肩关节后移，位于髋部上方。

6. 右腿膝关节向前移动，保持右脚脚踝始终在右膝关节下方。

7. 双手放在砖上，保持弓步姿势。

8. 额头向瑜伽砖方向降低。

9. 肩关节向后向下移动，脊柱向前伸展（图 4.19）。

10. 保持右腿膝关节弯曲，髋部下沉，进一步伸展。可以将瑜伽砖降至任何让人感到舒适的高度。

11. 回到下犬式，从另一侧开始重复以上动作。

变式

双手放在瑜伽砖上。

安全提示

为保护后腿膝关节，可以将毯子垫在下方当作减震垫。

T.W. 侧鸽式

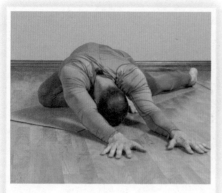

图 4.20

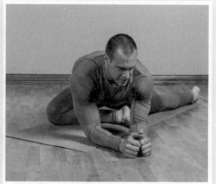

图 4.21　T.W. 侧鸽式的变式，可通过双臂支撑完成该体式

肌肉

臀大肌、臀中肌、臀小肌、梨状肌、阔筋膜张肌。

1. 从鸽子式开始（参见图 4.4），右膝向前，头部贴地。

2. 身体向前推，上臂贴地，肩关节与手肘对齐。

3. 臀部正对着垫子前端，前臂向垫子左侧移动。

4. 右臂向左侧伸展，同时右髋部向后转动。

5. 做该拉伸动作需要移动身体，髋部稍微向前或向后移动，直到感觉肌肉紧绷，然后保持这个姿势。

6. 找好拉伸姿势以后，头部放松，贴地，骨盆下沉（图 4.20），呼吸 5 ～ 10 次。

7. 前臂抬起，移动到垫子右侧，胸部位于右侧大腿上方。

8. 右髋部来回转动，直到感觉到髋部的拉伸。

9. 向右侧大腿方向下压胸部，头部放松，贴地，呼吸 5 ～ 10 次。

10. 回到下犬式，然后做另一侧的鸽子式，重复以上动作。

变式

可双手撑地，形成髋部拉伸姿势（图 4.21）。确认没有不适的情况下再降低手臂。

安全提示

确保用髋部来感觉该体式。如果膝关节不舒服，在侧面拉伸前加深膝关节弯曲或者把膝关节移动到垫子中间，给膝关节留出更多空间。

双鸽式

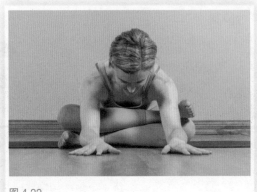

图 4.22

肌肉

臀大肌、臀中肌、梨状肌、缝匠肌、股薄肌、阔筋膜张肌。

1. 坐在垫子上，双腿向前伸直。
2. 左腿弯曲，像盘腿一样放在髋部前方。
3. 右腿弯曲，右脚踝放到左膝上。
4. 双脚弯曲，左脚放到右膝下。
5. 小腿与垫子前方边缘保持平行。
6. 坐直，向前探身，双手移动到腿的前方。
7. 头部朝向地面方向，放松（图 4..22）。
8. 左腿在上重复以上动作。

变式

抬起右膝时，在右膝关节和左脚踝中间放一块瑜伽砖（图 4.23a）。双手先放在髋部后方，然后慢慢向前探身折叠，直到感觉到肌肉拉伸。如果头部够不到地，可以在额头下方垫一块瑜伽砖，然后头部放松向下（图 4.23b）。

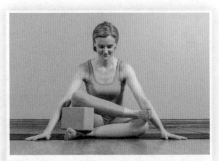

图 4.23a 双鸽式变式，可通过在膝关节下放瑜伽砖来完成该体式

安全提示

如果膝关节有不适可使用变式，将疼痛减到最轻，如果仍感觉该体式太激烈，可练习束角式（参见图 4.26）。

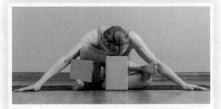

图 4.23b 双鸽式变式，可通过在额头下方放瑜伽砖来完成该体式

牛面坐式

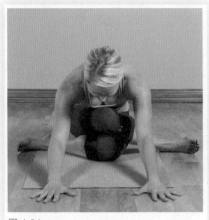

图 4.24

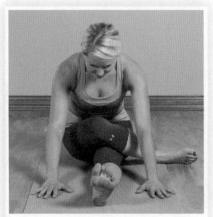

图 4.25　牛面坐式的变式，伸直位于下方的腿

肌肉

梨状肌、臀大肌、臀中肌、臀小肌、阔筋膜张肌。

1. 坐在垫子上，双腿向前伸直。

2. 右膝靠近胸部，右腿跨在左腿上，膝关节叠在一起。

3. 左腿弯曲，左脚滑到右髋部旁边，保持膝关节叠放在一起。

4. 双手向前移动，胸部靠在大腿上（图 4.24）。

变式

如果髋部紧绷，则伸直下方的腿（图 4.25）。该变式可减弱髋部的拉伸，练习起来更加容易。

安全提示

做该体式时要慢，避免引起膝关节疼痛。

束角式

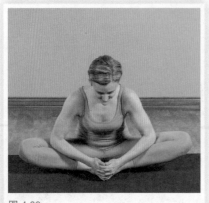

图 4.26

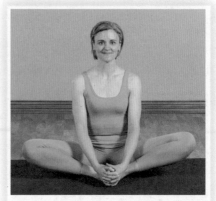

图 4.27　束角式变式，可通过挺直上身完成该体式

肌肉

臀中肌、臀小肌、阔筋膜张肌、内收肌。

1. 坐在垫子上。

2. 屈膝，双脚脚底贴在一起，膝关节朝向身体两侧方向，放松。

3. 双手抱住脚趾，上身前倾（图 4.26）。

变式

如果感觉膝关节或背部不适，可以坐直身体，不要前倾（图 4.27）。

总结

　　髋部是运动或锻炼的"能量房"。运动员在日常训练中可加入本章的髋部拉伸体式，可以更大限度减小受伤概率，尽可能保持身体健康。花点时间做热身和整理运动或者伸展髋部，可以增强运动员的运动能力。

第5章

保持腿部放松：
腘绳肌和股四头肌

　　腘绳肌和股四头肌是大腿的两个主要肌群。腘绳肌起始于坐骨结节，止于膝关节后方的胫骨和腓骨外侧。如果腘绳肌僵硬，可能会造成骨盆倾斜。髋部错位会引起背部、髋部及膝关节的疼痛，增加运动中的受伤概率，还会限制前屈的幅度以及一些站立姿势的动作。训练腘绳肌的灵活性有助于扩大步幅、提高速度，还可以增强运动表现，所以应坚持锻炼该肌肉。

股四头肌具有爆发力，复杂且运用频繁，几乎所有运动都会用到股四头肌。人们练习瑜伽练时经常忽略股四头肌，很少在运动后做股四头肌拉伸。人们通常会在运动前拉伸股四头肌，但在运动结束后很少做这项拉伸。股四头肌僵硬会大大影响膝关节、脊柱和髋部的活动范围。某些运动会频繁运用股四头肌，瑜伽的一些坐姿和站姿动作中，股四头肌收缩会帮助拉伸腘绳肌。

阿曼达·罗兹（AMANDA RHODES）

（美国）埃奇伍德学院足球运动员

　　作为一名运动员，瑜伽伸展带给我的惊喜不仅在身体恢复方面，还有心理和肌肉健康方面。在足球运动中，我们会将注意力集中在赢得比赛的渴望、策略，以及长时间的投入训练上。在90分钟的足球比赛中，每个运动员平均要跑8～11千米。足球是一项剧烈运动，再加上对赢得比赛的渴望，这要求运动员身心都要健康。跑步会让腘绳肌紧绷，控球射门会唤醒股四头肌，在草场凹凸不平的地面上奔跑会让脚踝及小腿肌肉变得僵硬。瑜伽的魅力在于它能让我们在比赛前心灵平静，进入球场前能够放松身体，让身心紧密相连。练习瑜伽有利于增强大小稳定肌群的力量和耐力。而最重要的一点是，瑜伽可以改善所有肌群的延展性，从而减少损伤。

金字塔式（瑜伽砖辅助）

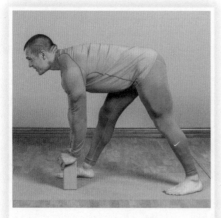

图 5.1

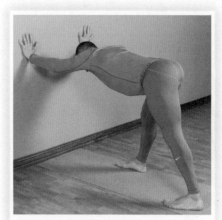

图 5.2　金字塔式的变式，可借助墙壁完成该体式

肌肉

腘绳肌（半腱肌、股二头肌、半膜肌）。

1. 从下犬式开始。右膝靠近胸部，右脚放在右手后面。
2. 左脚向前跳（通常是 15 厘米），后脚跟着地，双脚都平放在地上。
3. 将一块瑜伽砖竖立在右脚内侧。
4. 站起来，髋部正对垫子前端，上身向前挺直。
5. 双手放在瑜伽砖上（图 5.1）。
6. 右脚跖骨球用力压向地面。
7. 右髋部向后推。
8. 抬起锁骨并向前伸展。
9. 微微收腹。
10. 左脚均匀用力蹬地。
11. 深度拉伸腘绳肌，可把瑜伽砖放低一到两个高度等级，或者把手放在地上。
12. 保持此姿势，呼吸 15 ～ 20 次。
13. 回到下犬式，从另一侧开始重复以上动作。

变式

面向墙壁，同样从腿部动作开始。不用弯腰去够瑜伽砖，手掌扶在墙壁上（图 5.2）。肩关节下滑，远离耳部。髋部放平，呼吸。

安全提示

不要过度拉伸膝关节或者腘绳肌。做该体式时动作要慢，每一个动作都要慢慢进行。

仰卧手抓大脚趾式

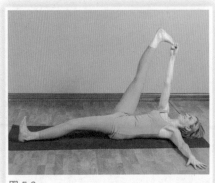
图 5.3

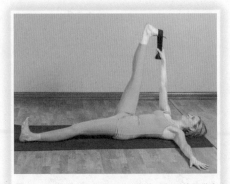
图 5.4 仰卧手抓大脚趾式的变式，可用伸展带完成该体式

肌肉

腘绳肌（半腱肌、股二头肌、半膜肌）。

1. 仰卧，右膝靠近胸部，左腿伸直，放在地上。

2. 右手食指和中指放在右脚大脚趾和第二趾中间，勾住大脚趾。

3. 头部不要离开地面。

4. 右脚跟用力蹬，同时右腿向上伸直（图 5.3）。

5. 保持左腿伸直，慢慢将右腿靠近胸部，进行深度拉伸。

6. 保持此姿势，呼吸 5 ~ 10 次。然后从另一侧开始重复以上动作。

变式

用伸展带套住跖骨球（图 5.4）。可以用任意一只手握住绳子。抓绳子的手可以向脚部方向上移，进行深度拉伸。

安全提示

避免膝关节过度伸展，引起不适或者疼痛。如有需要，可以微微弯曲膝关节。

宽腿前屈式

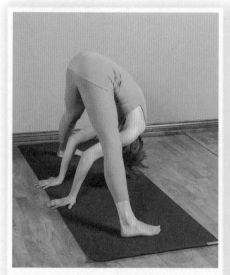

图 5.5

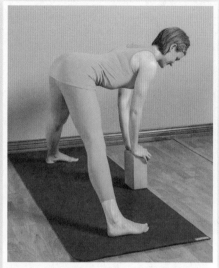

图 5.6 宽腿前屈式的变式，可用瑜伽砖完成该体式

肌肉

腘绳肌（半腱肌、股二头肌、半膜肌）。

1. 站在垫子一端。

2. 左脚向后退一大步。

3. 向左转身，两脚平行，指向同一方向。

4. 双手放在髋部。

5. 双腿屈膝，以髋部为支点，上身向前向下弯曲。

6. 手掌贴地。

7. 双手向后转，指向身体后方（图 5.5）。

8. 双手推地，头部向下，上身挺直。

9. 髋部向上提起，双腿伸直。

10. 保持此姿势，呼吸 10 ～ 15 次。

变式

将一块瑜伽砖竖立在垫子上。双手放在砖上（图 5.6）。脊柱向前伸展，不要向下前倾。双腿伸直。

安全提示

双膝微微弯曲，以避免过度伸展。可略微收缩核心肌群来保护腰部。

半蹲式

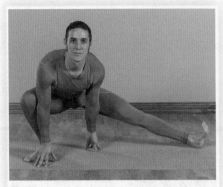

图 5.7

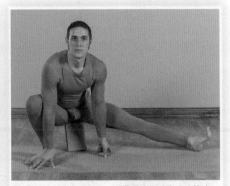

图 5.8　半蹲式的变式，可借助瑜伽砖完成该体式

肌肉

腘绳肌（半腱肌、股二头肌、半膜肌）。

1. 从宽腿前屈式开始，双手放在胸部下方的垫子上。
2. 双脚略微向外转，脚趾指向外侧。确保脚趾和膝关节指向同一方向。
3. 右膝弯曲，双手向右脚位置移动，右膝位于右脚脚踝上方。
4. 屈右膝，左腿伸直。
5. 左脚弯曲，脚趾指向上方。
6. 髋部下沉，提起胸部，必要时可以用双手保持身体稳定（图 5.7）。
7. 右臂可以轻推后侧大腿，进行深度拉伸。
8. 右脚跟可以放在地上，也可以抬离地面。
9. 保持此姿势，呼吸 5 ～ 10 次，然后从另一侧开始重复以上动作。

变式

屈右膝时抬起右脚跟。在感觉到左腿拉伸时停止动作。也可以在髋部下方放一块瑜伽砖（图 5.8）。

安全提示

变换动作时，要确保能够感觉到腘绳肌而不是膝关节内侧的拉伸。该体式不应引起膝关节不适，如果感到膝关节不适，可以慢慢向外或向内转动腿部，直到不适感消失。左脚也可以放在地上。

坐位前屈式

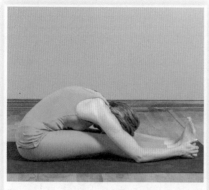

图 5.9

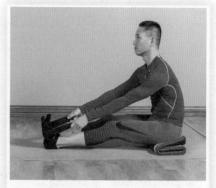

图 5.10 坐位前屈式的变式，可借助毯子和伸展带完成该体式

肌肉

腘绳肌（半腱肌、股二头肌、半膜肌）。

1. 坐在垫子上，双腿向前伸直。
2. 双腿向内侧旋转，脚部弯曲，脚趾指向上方。
3. 坐直，举臂向上。
4. 以髋部为支点，身体向脚趾方向折叠。
5. 双手握住双脚。头部放松，向下靠近小腿，进行深度拉伸（图 5.9）。
6. 保持此姿势，呼吸 10 ～ 20 次。

变式

坐在毯子上，双膝稍微弯曲。将伸展带套在脚上，手握伸展带并向下移动，直到感觉到腘绳肌拉伸（图 5.10）。

安全提示

微微收缩核心肌群来保护腰部。腰部感觉拉伸强烈时，可以稍微放缓动作。重点是拉伸腘绳肌。

三角式

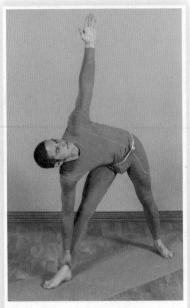

图 5.11

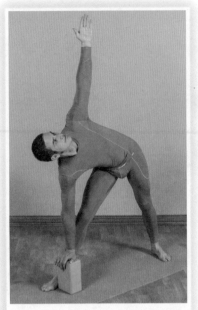

图 5.12　三角式的变式，可借助瑜伽砖完成该体式

肌肉

腘绳肌（半腱肌、股二头肌、半膜肌）。

1. 从下犬式开始。右脚上前一步，置于双手中间。
2. 左脚脚跟着地，上身抬起呈站立姿势。
3. 双脚距离大约是一条腿的长度，右脚跟与左足弓位于一条直线上。
4. 双臂伸直，右臂向身体前方伸展。
5. 上身向前靠，保持脊柱伸展，不要弯曲。右髋部向后推。
6. 当感觉到拉伸时，放松右手，置于胫骨或地上。
7. 左臂向上举起，位于肩关节上方（图 5.11）。
8. 尾骨向左脚跟方向拉伸，脊柱向前伸直。
9. 保持此姿势，呼吸 5 ~ 10 次，然后从另一侧开始重复以上动作。

变式

在位于前侧的腿的前方放一块瑜伽砖，把手放在砖上（图 5.12）。

安全提示

保持脊柱伸展。不要弓背，以避免引起背部疼痛。

脚踝交叉前屈式

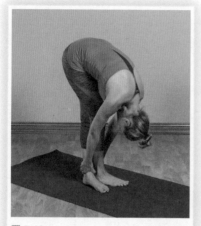

图 5.13

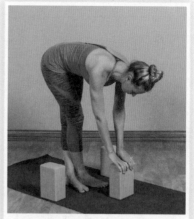

图 5.14　脚踝交叉前屈式的变式，可借助瑜伽砖完成该体式

肌肉

腘绳肌（半腱肌、股二头肌、半膜肌）。

1. 站在垫子一端。
2. 两脚交叉，右脚放在左脚前方。
3. 双脚脚后跟并拢，脚趾分开。
4. 双脚跖骨球用力压地，确保脚后跟外缘贴地。
5. 双腿屈膝，身体前倾折叠，双手放在地上，位于双脚前方。
6. 伸直双腿，位于前方的膝关节稍微弯曲。
7. 双脚保持紧贴地面。
8. 保持前屈式，双手移动到身体右侧。左手向外伸展，进一步拉伸。
9. 双手移动到垫子左侧。左手向外伸展，进行深度拉伸。
10. 双手移动到中间。
11. 身体前倾折叠，尝试用一只手或者双手环抱住脚踝，挑战身体的平衡性（图5.13）。
12. 保持此姿势，呼吸 5～10 次，然后从另一侧开始重复以上动作。

变式

如果手够不到地，可以使用瑜伽砖（图 5.14）。

演化动作：扭曲半前屈式

站在垫子一端，双脚分开，与髋部同宽。深屈双膝，身体前倾折叠。左手手指勾住右脚外侧。

右手掌置于腰部。锁骨向前伸，伸展上半身，使其呈半屈体姿势。保持左臂伸直，并伸直右腿，让左膝保持弯曲。向后转动右侧肩关节，同时上背部后倾，深度拉伸肌肉。保持此姿势，呼吸 5～10 次，然后从另一侧开始重复以上动作。

如果腘绳肌韧性好，可以在扭转身体时伸直双腿。如果觉得手指勾脚的动作太难，可以用手抱住腿的外侧，或者在脚外侧放一块瑜伽砖。

安全提示

该体式容易造成过度拉伸，需要时可以保持双腿微微屈膝。

跑者弓步式

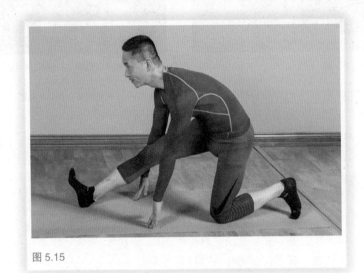

图 5.15

肌肉

腘绳肌（半腱肌、股二头肌、半膜肌）。

1. 从下犬式开始，右脚上前一步，将左膝往下放至地面上。

2. 双手放到右侧大腿上，右膝向前弯曲，左侧髋部向前下沉，确保右脚脚踝在右膝关节下方。

3. 双手放在地上。右手位于右腿外侧，左手位于右腿内侧。

4. 左脚脚趾向下弯曲，髋部向左脚方向后移，同时伸直右腿。髋部不要碰到左脚后跟，要保持一定的高度。

5. 右脚弯曲，脚趾向上（图 5.15）。

6. 双手向右脚方向移动，低头，直到感到腘绳肌的拉伸。

7. 保持此姿势，呼吸 5 ～ 15 次，然后从另一侧开始重复以上动作。

变式

如果感到腘绳肌紧绷，可以在右腿内侧或外侧放一块瑜伽砖来提高身体高度。

安全提示

该体式可能会让位于后腿膝关节不适。如感觉不适，可在膝关节下方垫一条毯子。

宽腿坐位前屈式

肌肉

腘绳肌（半腱肌、股二头肌、半膜肌）。

1. 坐在垫子上，双腿向前，尽量分开。

2. 脚部弯曲，脚趾指向上方。

3. 坐直，双手位于髋部后方，压到地上。

4. 将手放到髋部前方，向前移动，同时尽量放低双臂，然后放低额头（图 5.16），拉伸到能承受的最大程度。保持此姿势，呼吸 10 ～ 20 次。

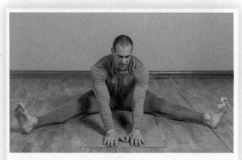

图 5.16

变式

有些人坐直身体就足以练习拉伸，此时可将手放在瑜伽垫后，增强拉伸深度（图 5.17）。也可以把瑜伽砖放在髋部后方。如果向前伸的手臂或头够不到地面，可以在髋部下方放置瑜伽砖，抬高地面高度。

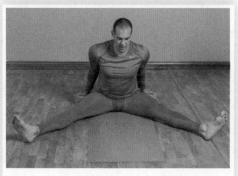

图 5.17　宽腿坐位前屈式的变式，借助瑜伽砖完成该体式

安全提示

保持脚部弯曲、脚趾指向上方，这有助于腘绳肌的拉伸，而且能避免膝关节内侧不适。

反转头碰膝式

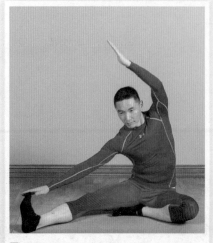

图 5.18

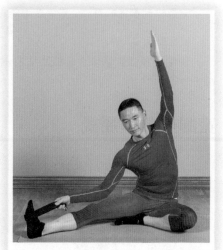

图 5.19 反转头碰膝式的变式，可借助伸展带完成该体式

肌肉

腘绳肌（半腱肌、股二头肌、半膜肌）。

1. 坐在地上，双腿分开。屈左膝，左脚脚底贴在右大腿内侧。
2. 右臂向右腿内侧方向放下，右手握住右脚。
3. 左肩向后转，左臂在头部上方伸展开，右手握住右脚，向上挺胸（图 5.18）。
4. 保持此姿势，呼吸 5 ～ 10 次，然后从另一侧开始重复以上动作。

变式

在右脚上套一根伸展带（图 5.19）。右手去够绳子，手离脚越近越好。抓住绳子。左肩向后转，左臂在头部上方伸展开。

安全提示

该体式有时会引起肩关节不适。如有不适，不必将手臂举过头顶，可背在身后，或者放松地放在身旁。

头碰膝式

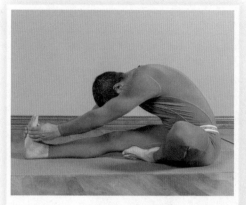

图 5.20

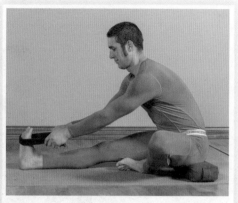

图 5.21 头碰膝式的变式，可通过使用垫枕和伸展带完成该体式

肌肉

腘绳肌（半腱肌、股二头肌、半膜肌）。

1. 坐在地上，双腿向前伸直。
2. 左膝抬起，靠近胸部，左脚放在地上，置于右大腿内侧。
3. 左膝向地面方向放低。
4. 坐直，双手举向上方，身体前倾折叠，双手握住右脚。
5. 头部放松，向下靠近右腿，同时保持肩关节向后推，脊柱挺直（图5.20）。
6. 保持此姿势，呼吸5～10次，然后从另一侧开始重复以上动作。

变式

如果腘绳肌太紧绷，可以坐在毯子或垫枕上以抬高臀部。将伸展带套在右脚上有助于拉伸。慢慢折叠身体，让身体逐渐靠近脚部（图5.21）。

安全提示

腘绳肌紧绷会造成背部不适，所以做该体式时一定要慢，避免引起背部疼痛或者肌肉拉扯。

低弓步式

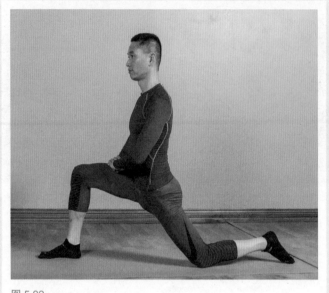

图 5.22

肌肉

股四头肌（股直肌、股外侧肌、股中间肌、股内侧肌）。

1. 从下犬式开始。右脚上前一步，放于双手中间。
2. 左膝降低至地面上。
3. 双手放在右大腿上。
4. 肩关节向后移动，位于髋部上方，同时挺直上身。
5. 右膝向前弯曲，右脚脚踝位于右膝下方。
6. 髋部和左大腿向前向下移动（图 5.22）。
7. 保持此姿势，呼吸 10～15 次，然后从另一侧开始重复以上动作。

变式

不要以向前向下的方式进入弓步姿势，而是保持上身直立姿势，缓缓进入完全低弓步式。

安全提示

在位于后方的腿膝关节下垫一条毯子，可起缓冲作用，保护膝关节。

低弓步变式

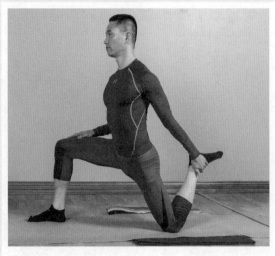

图 5.23

肌肉
股四头肌（股直肌、股外侧肌、股中间肌、股内侧肌）。

1. 从低弓步式开始，右腿在前，左膝着地。
2. 髋部向后移动，位于左膝上方。
3. 左脚离地，向上抬起，同时左手向后伸。
4. 拉住左脚外侧。
5. 右膝向前弯曲，回到低弓步式（图 5.23）。
6. 让肩关节正对垫子前端，同时保持左臂伸直。
7. 如果感觉不适，可以让左肘弯曲，指向上方，同时把左脚后跟向左髋部拉近。
8. 保持此姿势，呼吸 5～10 次，然后从另一侧开始重复以上动作。

变式
如果用手抓后脚比较困难，可以在脚上套一根伸展带。同时，为了保持身体平衡，可以在前方的腿内侧或外侧放一块瑜伽砖，前边的手可以放在瑜伽砖上休息（图 5.24）。

安全提示
在后方的腿的膝关节下方垫一条毯子。用手去拉脚时，动作要慢，以防抽筋。

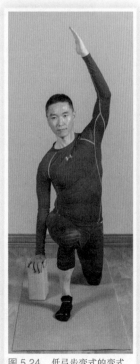

图 5.24　低弓步变式的变式，可借助瑜伽砖完成该体式

新月式

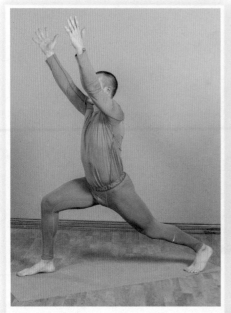

图 5.25

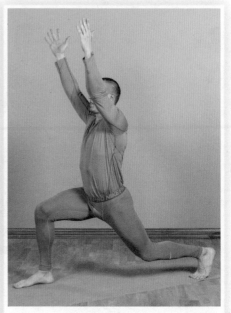

图 5.26　新月式的变式，可通过弯曲后方的腿的膝关节完成该体式

肌肉

股四头肌（股直肌、股外侧肌、股中间肌、股内侧肌）。

1. 从下犬式开始。右脚上前一步，位于右手后方。
2. 左腿膝关节离地，左脚后跟向垫子后方用力。
3. 抬起上身直到肩关节位于髋部上方，双手向上举起。
4. 保持右腿膝关节位于脚踝上方。
5. 收小腹，尾骨下沉，以保护腰部并确保脊柱伸直。
6. 右腿膝关节进一步弯曲，左脚脚跟向后蹬，髋部稍微下沉（图 5.25）。
7. 保持此姿势，呼吸 5 ～ 10 次，然后从另一侧开始重复以上动作。

变式

保持新月式姿势，加大后腿膝关节的弯曲度，让膝关节悬停于垫子上方（图 5.26）。尾骨向后卷起，收小腹。这样应该会感觉到股四头肌的拉伸。

安全提示

该体式容易引起腰部不适。收缩核心肌，尾骨向下卷，后腿膝关节弯曲有助于避免腰部不适。

高弓步式

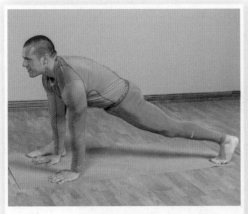

图 5.27

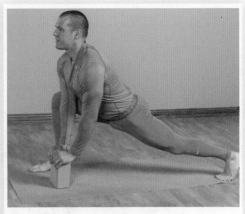

图 5.28 高弓步式变式，借助瑜伽砖完成该体式

肌肉

股四头肌（股直肌、股外侧肌、股中间肌、股内侧肌）。

1. 从下犬式开始，右脚上前一步，位于双手之间。

2. 将右手置于右脚内侧。

3. 右脚向右挪动几步，给肩关节腾出空间。

4. 肩胛骨向后打开。

5. 双手推地，胸部稍微抬起，目视前方。

6. 屈右膝，左脚后跟向后蹬（图 5.27）。

7. 髋部下沉。

8. 保持此姿势，呼吸 5 ~ 10 次，然后从另一侧开始重复以上动作。

变式

如果挺直背部时够不到地面，可以在右脚内侧竖立一块瑜伽砖，抬升地面高度，然后双手放在砖上（图 5.28）。如果感到该体式强度过大，可以将后腿膝关节放到地上，练习低弓步式。

安全提示

练习该体式时动作要慢，以避免过度拉伸。注意不要引起膝关节不适，如果有需要，可以练习变式动作。

高弓步扭体式

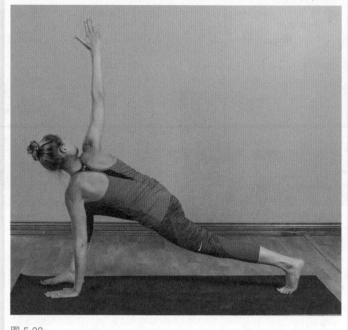

图 5.29

肌肉

股四头肌（股直肌、股外侧肌、股中间肌、股内侧肌）。

1. 右脚上前一步，从高弓步式开始。
2. 将重心放在左手手掌。
3. 右臂向上举，身体向右侧扭转（图5.29）。
4. 右膝向前弯曲，同时左脚后跟向后蹬。
5. 左侧大腿向地面下落，但不能贴到地面。
6. 保持此姿势，呼吸5～10次，然后从另一侧开始重复以上动作。

变式

做高弓步式的各个动作，允许后腿膝关节下沉贴地，可以在膝关节下方垫一条毯子。或者在左手下方放一块瑜伽砖来抬高高度。

安全提示

轻微收缩核心肌，避免引起背部不适。

靠墙拉伸式

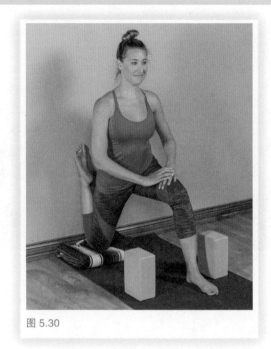

图 5.30

肌肉

股四头肌（股直肌、股外侧肌、股中间肌、股内侧肌）。

1. 将垫子放在墙边。
2. 背对墙站立。
3. 右腿向后抬起，保持膝关节弯曲，将右胫骨贴在墙上，脚趾向上。
4. 右膝向下滑向地面，仅留胫骨和脚面贴在墙上。
5. 左膝离地，左脚站在地上。
6. 双手放在左侧大腿上，同时提起胸部。
7. 左脚慢慢向墙壁方向移动，髋部和上身靠向墙壁。
8. 当右髋部碰到右脚跟时，向左转身，让右脚跟靠在左髋部外侧。
9. 将髋部和后背慢慢靠近墙壁（图 5.30）。
10. 保持此姿势，呼吸 10 ~ 20 次，然后从另一侧开始重复以上动作。

变式

在右膝下方垫一条毯子，膝关节和墙壁之间保持 1.3 ~ 2.5 厘米的距离。在左脚两侧各放一块瑜伽砖，可将双手放于砖上。如果四头肌太过紧绷，可以降低身体高度。

安全提示

该体式是一种强力伸展的姿势，所以要避免膝关节不适。该体式主要锻炼的是股四头肌。

鸽王式

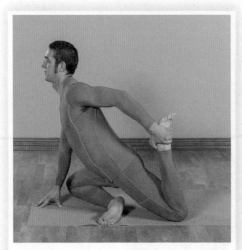

图 5.31

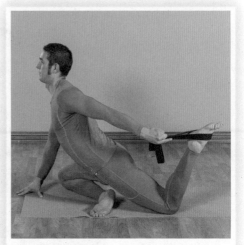

图 5.32　鸽王式的变式，可借助伸展带完成该体式

肌肉

股四头肌（股直肌、股外侧肌、股中间肌、股内侧肌）。

1. 从下犬式开始。屈右膝，将其向胸部拉近。
2. 将右膝置于右腕后方。
3. 右脚向左手方向移动。
4. 左腿向后伸直。
5. 髋部正对垫子前端，同时向后移动。
6. 从左肩看过去，确保左腿正好位于左髋部后方。
7. 屈左膝，左手向后抓住左脚或脚踝。
8. 将肩关节和髋部摆正，目视前方，保持左臂伸直。
9. 左手肘向上弯曲，将脚后跟拉向臀肌，进行深度拉伸（图 5.31）。
10. 保持此姿势，呼吸 5 ～ 10 次，然后从另一侧开始重复以上动作。

变式

如果手够不到脚或脚踝，可以在左脚上套一根伸展带（图 5.32）。

安全提示

谨防膝关节不适。膝关节可以不用放在手腕后方，而置于双手之间，将脚贴在髋部。屈膝之前，手向后拉左脚容易引起抽筋。如果出现抽筋，要停止动作，腿向后伸直，不要再做该体式的拉伸。

侧弯低弓步式

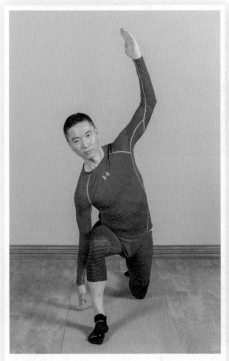

图 5.33

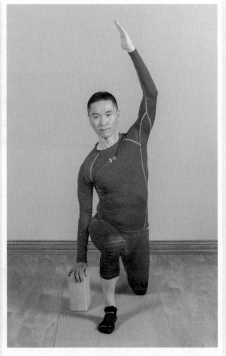

图 5.34 侧弯低弓步式的变式，可借助瑜伽砖来完成该体式

肌肉

股四头肌（股直肌、股外侧肌、股中间肌、股内侧肌）。

1. 从下犬式开始，右脚上前一步，左膝跪地，呈低弓步式。
2. 抬起身体，肩关节位于髋部上方，以低弓步姿势将髋部向前推。
3. 右臂放松，垂在身侧，左臂向上举。
4. 保持低弓步姿势，同时身体慢慢靠向右侧，右手指尖下落，直到碰到地面（图 5.33）。
5. 左肩前后移动直到左侧身体感觉到拉伸，然后保持该姿势。
6. 让身体和髋部在一条直线上，不要向前倾斜。
7. 保持此姿势，呼吸 10 ～ 15 次，然后从另一侧开始重复以上动作。

变式

在右手下方放一块瑜伽砖，以抬高地面，并将手慢慢落到砖上（图 5.34）。

安全提示

收缩腰部核心肌，以保护背部。

单腿蛙式

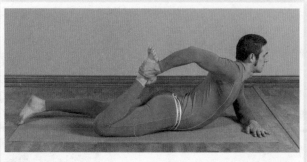

图 5.35

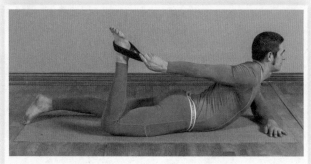

图 5.36　单腿蛙式的变式，可借助伸展带来完成该体式

肌肉

股四头肌（股直肌、股外侧肌、股中间肌、股内侧肌）。

1. 腹部着地，趴在地上。

2. 提起胸部，左臂放在地上，手肘位于肩关节正下方。

3. 屈右膝。

4. 右手背到身后，拉住脚背。

5. 右手肘弯曲，将右脚拉向右髋部（图 5.35）。

6. 胸部向前延伸，尾骨向后伸展，保持脊柱伸直。

7. 保持此姿势，呼吸 5 ～ 10 次，然后从另一侧开始重复以上动作。

变式

如果因为股四头肌或肩关节太紧绷而够不到脚，可以在脚上套一根伸展带，帮助完成深度拉伸（图 5.36）。

安全提示

避免腰部下沉。收缩核心肌，保持脊柱挺直。

仰卧英雄式

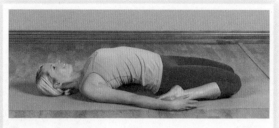

图 5.37

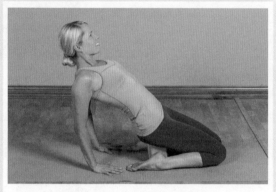

图 5.38 英雄式的变式,可借助瑜伽砖完成该体式

肌肉

股四头肌(股直肌、股外侧肌、股中间肌、股内侧肌)。

1. 跪坐在垫子上,胫骨压地。
2. 两脚分开,与髋部同宽,保持双膝并拢。
3. 臀部向下,坐于两脚之间。
4. 双手慢慢向后移动,同时身体后仰(图 5.37)。
5. 尾骨向膝关节方向卷起,背部伸直,双膝保持并拢,放在地上。
6. 手臂放松,放在身体两侧。
7. 保持此姿势,呼吸 10 ～ 15 次。

变式

如果感到股四头肌紧绷或者膝关节不适,可在髋部下方放一块瑜伽砖(图 5.38)。使用瑜伽砖时,不再采用仰卧姿势,可把身体抬高。

安全提示

谨防膝关节和背部不适,如果感到该体式强度太大,可以练习该体式的变式。

低弓步扭体式到拉伸股四头肌式

肌肉

股四头肌（股直肌、股外侧肌、股中间肌、股内侧肌）。

1. 从下犬式开始，右脚上前一步，进入低弓步式。
2. 双手放在地上，位于右脚内侧。
3. 保持脊柱挺直。
4. 将重心放在左手，屈左膝。
5. 开始向右扭转身体，右手绕到身后，拉住左脚（图5.39）。
6. 将注意力集中在垫子后端，这样有助于保持脊柱扭曲的姿势。
7. 屈右膝，髋部向前移动，同时将左脚后跟拉近左髋部。
8. 保持此姿势，呼吸5～15次，然后从另一侧开始重复以上动作。

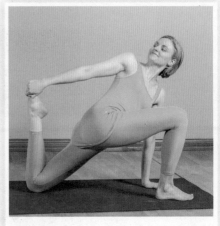

图5.39

变式

如果感到四头肌紧绷，可以在左手下方放一块瑜伽砖，抬高地面高度（图5.40），降低针对四头肌的拉伸强度。瑜伽砖还可以让练习者慢慢地、放松地进入该体式。

安全提示

将毯子或者垫枕支撑在后方腿膝关节下方，以放松膝关节。练习该拉伸体式时，右脚脚跟要和髋部保持在一条直线上。在该体式中，很容易将后脚拉向对侧髋部。

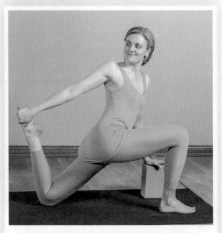

图5.40 低弓步扭体式到拉伸股四头肌的变式，可借助瑜伽砖来完成该体式

总结

本章介绍了大腿的两个主要肌群（腘绳肌和股四头肌）的拉伸体式。本章中的体式主要用于拉伸这两个肌群，这些体式对任何运动或锻炼都非常重要。即使每天只花几分钟时间进行这两个肌群的拉伸，也会让身体受益匪浅，还能增强运动表现。

第6章

从中心散发力量：
脊柱和核心

　　强壮的核心肌群有助于预防损伤，提高协调能力。锻炼腹部、背部及髋部的肌肉可以增强运动时身体的稳定性、平衡能力和速度。核心肌群被认为是身体的"能量房"。强大的"能量房"可以帮助运动员获得比赛需要的速度和爆发力。另外，即使在比赛中过度使用肌肉，身体的稳定性和平衡能力也可以保护运动员免受伤害。

　　增强核心力量不只通过练习仰卧起坐这一种方式。加强上身和腰部核心力量对维持全身平衡来说非常重要。需要大量跑步的运动会对关节造成一定的影响，比如容易导致腰部疼痛。保持核心肌强壮并将它们运用在跑步上，就可以减少或者完全防止背部疼痛。拥有强壮的核心肌还可以提高速度，增强运动表现，这是通过增强"能量房"中肌肉的强壮和稳定来实现的。

强大的"能量房"可以让运动更流畅，从而以消耗更少的能量来提高速度。

保持核心部分的灵活性与保持身体其他部位的灵活性同样重要。后仰式是非常棒的体式，可以用于练习中。核心区产生热量以后，可选择任意一种后仰体式，练习正面的拉伸。跑步运动员、骑行运动员、高尔夫球手或者其他运动员，经常会出现佝背或脊柱向前弯曲的现象，因为这些运动中的动作大都需要前倾的姿势。核心部分的锻炼和后仰式可以重塑和改善体形，帮助这些运动员和有相同情况的人预防背部疼痛。

后仰式不仅可以拉伸核心肌肉，还可以对身体的整个正面进行拉伸，包括肩关节、胸部、腹部肌肉，腰肌，髋屈肌及股四头肌。在拉伸的同时，还能强化背部脊柱周围的肌肉，巩固上身力量的平衡。坚持正确的后仰练习能够大大锻炼核心肌群。为了保护背部，不能只练习仰卧起坐，还应该练习后仰式，这样才能保持脊柱伸直。

脊柱扭转可以让脊柱肌肉变得灵活，还能净化消化系统。脊柱扭转，会挤压内部器官，给器官造成压力，并妨碍血液循环。当脊柱放松时，血流会涌入器官，给器官提供氧气和营养。新鲜的血液能够清除细胞垃圾，还能够带走消化道中的杂质。

金姆·哈瑞斯（KIM HARRSCH）

网球运动员

在网球比赛中，我能感受到瑜伽给予我巨大的帮助。显然，练习瑜伽能够拉伸肌肉，让动作变得更灵活，使核心肌更强壮。另外，瑜伽帮我提高了平衡能力和稳定性。还有一件重要的事情是：瑜伽教会了我呼吸。瑜伽教我控制呼吸，帮我保持冷静，让我更专注。现在我可以闭上眼睛，想象我想做的事情，比如一个漂亮的发球或者击球，这样做效果非常好。除了网球运动员之外，我还担任中学的运动员教练。我已经把芮安娜（Ryanne）教我的所有的瑜伽技巧和技能融入我的授课内容中，传授给这些年轻的运动员。我相信，没有瑜伽，我完全无法达到今天的水平！

脊柱扭转

脊柱扭转是通过拉伸和扭转腹部肌肉，以及侧面和背部肌肉来锻炼整个上半身的练习。这种拉伸和扭转还能提高脊柱及连接脊柱的所有肌肉和结缔组织的灵活性与柔韧性。脊柱的灵活性和柔韧性能够帮助运动员提高动作速度，增加运动爆发力，还可以预防背部受伤，维持运动员整个身体的稳定性。

仰卧脊柱扭转式

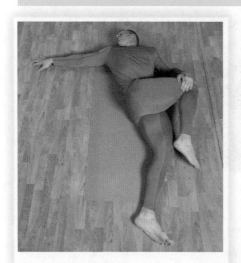

图 6.1

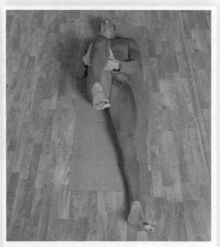

图 6.2　仰卧脊柱扭转式的变式，可通过把膝关节抬到胸部来完成该体式

肌肉

前锯肌、竖脊肌、内外斜肌、腰方肌。

1. 仰卧。将右膝拉近胸部。
2. 左腿伸直，放在地上。
3. 用左手把右膝拉到左侧。
4. 右臂向右伸展，手掌贴地（图6.1）。
5. 看向右侧。
6. 保持此姿势，呼吸10～20次，然后从另一侧开始重复以上动作。

变式

把膝关节抱在胸前，不再扭转身体（图6.2）。

安全提示

做这个扭转体式时，如果感到背部不适，可以将膝关节抬到胸部，练习该体式的变式。

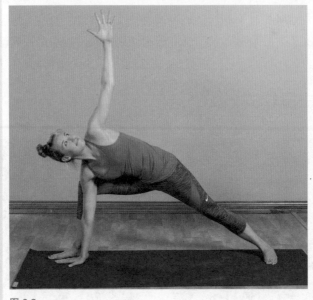

图 6.3a

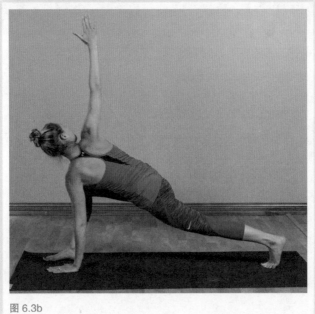

图 6.3b

肌肉

内外斜肌、腹横肌、竖脊肌、腰方肌、臀大肌、内收肌、腰肌、耻骨肌、臀中肌、阔筋膜张肌。

1. 从下犬式开始，右脚上前一步，位于双手之间。左脚脚跟向下转，上身提起呈站姿。
2. 使右脚跟与左足弓位于一条直线上，保持两脚尽量分开。
3. 后脚跟微微转向侧面，脚部倾斜。
4. 屈右膝，使右膝和右脚踝位于一条直线上。
5. 右手掌贴地，位于右脚内侧。
6. 右手肘微微弯曲，保持右膝位于右脚踝正上方。
7. 背部上方稍微向后靠，展肩。
8. 左脚外缘向下压地，抬起足弓，并微微提起左大腿内侧（图 6.3a）。
9. 保持伸展三角式，呼吸 3～5 次。
10. 向下看，左手掌放到地面。
11. 左脚脚跟抬离地面，左脚跖骨球撑地，保持身体平衡。
12. 向右转身，右臂向上举起，保持脊柱伸直（图 6.3b）。
13. 保持此姿势，呼吸 3～5 次。
14. 向下看，回到伸展三角式。保持此姿势，呼吸 3～5 次，然后回到扭转新月式。
15. 多次重复该系列动作，直到感觉舒服为止，然后从另一侧开始重复以上动作。

变式

在这两种体式之间增加过渡动作。在进入伸展三角式后开始吸气，然后呼气的同时进入扭转新月式。在一个姿势上吸气，在另一个姿势上呼气。可以在脚的内侧放置瑜伽砖，将双手放到砖上。

安全提示

扭转身体时，谨防引起背部不适。要保持脊柱伸直，不要弯曲。为避免引起严重不适，不能省略扭转身体的动作，也不能过度扭转身体。

仰卧脊柱扭转双膝并拢式

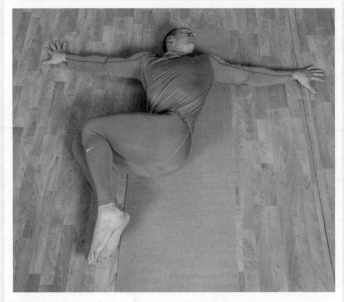

图 6.4

肌肉

前锯肌、竖脊肌、内外斜肌、腰方肌。

1. 仰卧。将双膝拉近胸部。
2. 双臂向身体两侧伸开，放在地上，手掌向下。
3. 保持双膝和左右脚踝并拢。
4. 双腿向右侧下落（图 6.4）。
5. 转动髋部，令左髋部位于右髋部正下方。
6. 看向右侧。
7. 保持此姿势，呼吸 5 ～ 10 次，然后从另一侧开始重复以上动作。

变式

双手抱膝靠近胸部，将双腿下落至感觉舒服的位置。

安全提示

如果感觉背部不适，保持膝关节靠近胸部，让双腿半落。

仰卧脊柱扭转式（鸟王腿）

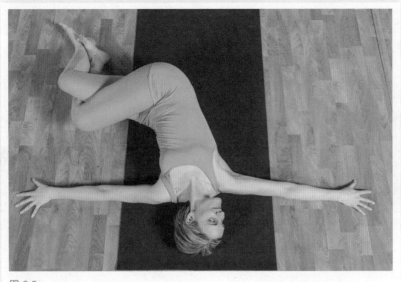

图 6.5

肌肉

腰方肌、竖脊肌、内外斜肌。

1. 仰卧（背部贴地）。双臂向身体两侧伸展，手掌向下。
2. 屈双膝，双脚放在地上。
3. 两脚交叉，右腿放到左大腿上。
4. 左脚离地，如果可能的话，将右脚踝勾到左脚踝后面。
5. 看向右侧，同时双腿向身体左侧下落（图 6.5）。
6. 保持此姿势，呼吸 5 ～ 10 次，然后从另一侧开始重复以上动作。

变式

如果脚无法勾到另一只脚的后面，不要勉强去做这个动作。可以把脚放到一起，简单地交叉双腿即可。

安全提示

若感觉膝关节或背部不适，可以练习此动作的变式。

半鱼王式

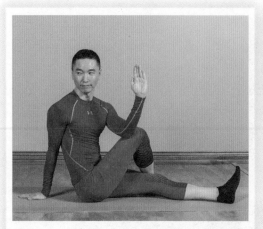

图 6.6

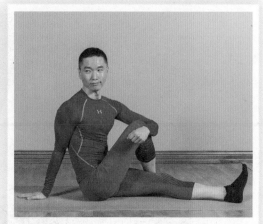

图 6.7　半鱼王式的变式，可通过把手臂环抱在膝关节上来完成该体式

肌肉

腰方肌、竖脊肌、背阔肌、内外斜肌。

1. 坐在垫子上，双腿向前伸直。

2. 右膝弯曲，靠近胸部，右脚放在地上，位于左大腿外侧。

3. 右手撑地，位于髋部后方。

4. 左肘弯曲，交叉放在右膝外侧。

5. 右手用力推地，拉伸脊柱。

6. 左肘轻推右膝，扭转上身（图 6.6）。

7. 保持左腿伸直，左脚屈曲。

8. 保持此姿势，呼吸 5 ～ 10 次，然后从另一侧开始重复以上动作。

变式

左臂环抱右膝（图 6.7），也可以在后方手掌下垫一块瑜伽砖或毯子，帮助拉伸脊柱。

安全提示

如果感觉背部不适，不要深度扭转身体。可以在扭转身体前，将右脚放在左侧大腿内侧，而不是放在左腿外侧。

扭转幻椅式

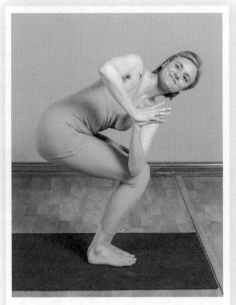

图 6.8

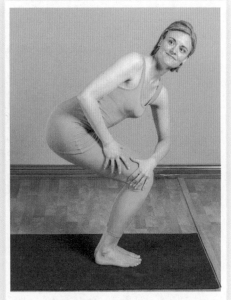

图 6.9 扭转幻椅式的变式，可通过将双手放到大腿上来完成该体式

肌肉

内外斜肌、前锯肌、竖脊肌、斜方肌。

1. 站在垫子一端。

2. 双膝弯曲，髋部向后坐。

3. 重心前移到脚后跟，挺胸，双手合十。

4. 保持脊柱伸直，左肘置于右膝外侧。

5. 右手掌向左手掌施推力，右肩向后，扭转身体（图 6.8），目视上方。

6. 保持髋部正对前方，膝关节并拢。

7. 保持此姿势，呼吸 5 ～ 10 次，然后换到另一侧重复以上动作。

变式

双手放到右侧大腿上，向右扭转身体（图 6.9）。

安全提示

保持脊柱伸直，髋部正对前方，这样扭转脊柱时不会引起腰部疼痛和不适。

扭转新月式

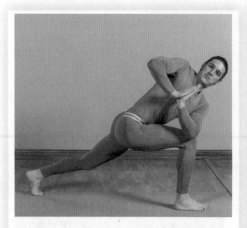

图 6.10

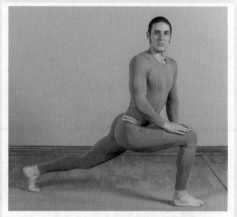

图 6.11　扭转新月式的变式，可通过将手放在大腿上来完成该体式

肌肉

竖脊肌、前锯肌、斜方肌。

1. 从下犬式开始。

2. 右脚上前一步，位于右手内侧。

3. 进入站姿，抬起上身，举起手臂。

4. 双脚分开，与髋同宽。

5. 左脚跟抬起。

6. 右膝弯曲，位于右脚踝正上方。

7. 双手做祈祷式，置于胸前。

8. 左肘放于右膝外侧。

9. 右手掌向左手掌施推力，右肩向后，扭转脊柱（图 6.10）。

10. 扭转身体的同时，左脚跟慢慢向后蹬，右膝向前推。

11. 保持此姿势，呼吸 10 ～ 15 次，然后从另一侧开始重复以上动作。

变式

双手放在右侧大腿上，身体向右侧扭转（图 6.11）。

安全提示

扭转身体时要小心，不要造成肩关节不适。如果肩关节不适，可以练习该体式的变式。

扭转三角式

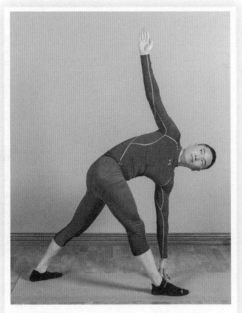

图 6.12

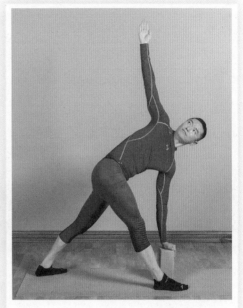

图 6.13　扭转三角式的变式，可借助瑜伽砖来完成该体式

肌肉

内外斜肌、背阔肌、臀大肌。

1. 从下犬式开始，右脚上前一步，位于右手后方。
2. 后脚跟着地。
3. 抬起上身，进入站姿。
4. 髋部放平，双腿伸直。
5. 以髋部为轴，身体向前，拉伸脊柱。
6. 左手放到地上，位于右脚内侧。
7. 右肩转向后方，右手向上举起，右肩与左肩上下位于一条直线上（图 6.12）。
8. 保持右脚贴地，髋部放平。
9. 保持此姿势，呼吸 10 ～ 20 次，然后换到另一侧重复以上动作。

变式

可以在右脚内侧放一块瑜伽砖来抬高地面。左手放到砖上，右手向上举起，右肩向后转（图 6.13）。

安全提示

不要弯曲脊柱或者过度拉伸膝关节。

扭转半月式

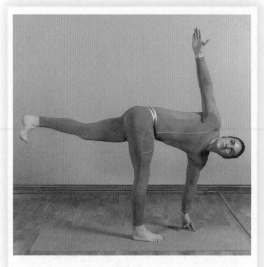

图 6.14

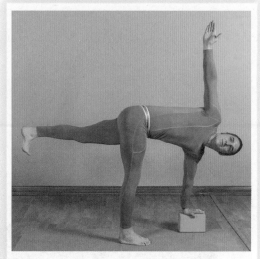

图 6.15 扭转半月式的变式, 可借助瑜伽砖来完成该体式

肌肉

斜方肌、竖脊肌、背阔肌、前锯肌、腹横肌、腹直肌。

1. 从下犬式开始, 右脚上前一步, 置于双手之间。

2. 左脚向后蹬, 用右脚保持身体平衡。

3. 左手撑地, 位于左肩正下方。

4. 右臂向上举起 (图 6.14)。

5. 左脚屈曲, 脚趾向下, 脚跟向后用力蹬。

6. 保持左腿与髋部同高, 伸直脊柱。

7. 保持此姿势, 呼吸 10 ~ 20 次, 然后从另一侧开始重复以上动作。

变式

左手下方放一块瑜伽砖, 以抬高上身, 进行深度脊柱扭转 (图 6.15)。如果腘绳肌紧绷, 可以弯曲支撑腿。

安全提示

让支撑腿微微弯曲, 避免过度伸展。不要强行扭转躯体, 强行扭转会引起腰部疼痛。

扭转雨刷式

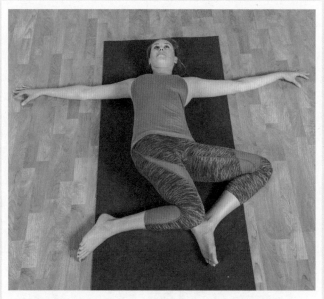

图 6.16

肌肉

腰方肌、阔筋膜张肌、内外斜肌。

1. 仰卧在垫子上。
2. 双膝弯曲，脚放在地上。
3. 左脚踝放到右大腿上。
4. 右脚移动到垫子右侧边缘。
5. 双腿向左侧慢慢下落，保持左脚踝贴近右大腿或右膝。
6. 两臂向外侧伸展，远离肩关节，放在地上（图 6.16）。
7. 用左脚的重量将右膝压向地面。
8. 保持此姿势，呼吸 10 ～ 20 次，然后从另一侧开始重复以上动作。

变式

为了强化拉伸，可以让左脚跟靠近右髋部，呈半莲花体式，然后屈右膝，右手向下够右脚，呈半英雄体式。

安全提示

如果膝关节有问题，做该体式时动作要慢。如果感到疼痛，可以减少膝关节弯曲幅度，腿要伸得更直一些。

猫牛式

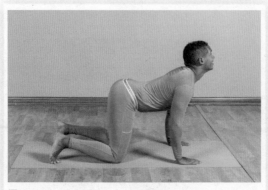

图 6.17a

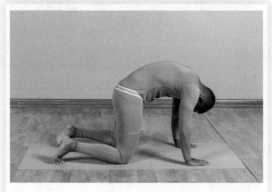

图 6.17b

肌肉

腹直肌、竖脊肌、腰方肌、斜方肌。

1. 双手双膝撑地。

2. 吸气，腹部下落，同时抬高下巴，尾骨向上卷起（图 6.17a）。

3. 呼气，下巴收起，靠近胸部。尾骨向下卷起，双手推地，双臂伸直。弓起背部（图 6.17b）。

4. 配合呼吸，重复以上动作 5 ～ 10 次。

安全提示

如果背部不适，可以慢慢进行该动作。练习该体式时，保持腹部微微收缩，以减轻背部压力。

脊柱起伏式

肌肉

肱三头肌、腘绳肌、腓肠肌、比目鱼肌、腰方肌、竖脊肌、斜方肌、腹直肌、胸大肌和胸小肌。

1. 从下犬式开始（图6.18a）。
2. 脚后跟抬起，下巴内收，靠近胸部。
3. 完全呼气。
4. 吸气，同时尾骨向下卷，身体向前，弓起背部（图6.18b），形成上犬式（图6.18c）。膝关节和下巴微微抬起。
5. 呼气，下巴内收，靠近胸部。弓背，形成下犬式。
6. 重复上述动作，同时根据节奏呼吸，练习3～5次。然后练习下犬式或婴儿式作为休息。

变式

从下犬式开始，身体向前移动，呈平板式。髋部下落，双手推地，提起胸部，手臂伸直，呈下犬式。另一种变式是保持下犬式姿势，脚后跟推地或者向下用力蹬。

安全提示

如果肩关节或腰部不适，最好练习变式。该动作需要上肢力量，所以要注意背部和肩关节。

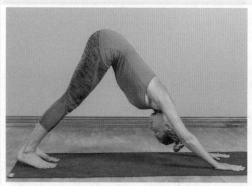

图6.18a

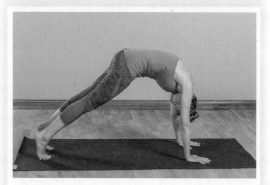

图6.18b

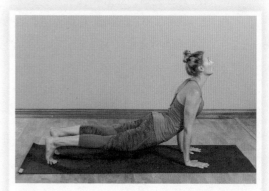

图6.18c

俯卧脊柱扭转式

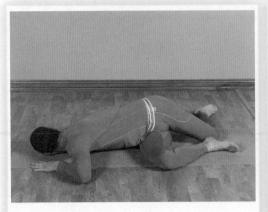

图 6.19

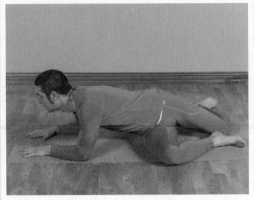

图 6.20　俯卧脊柱扭转式的变式

肌肉

腹直肌、腹横肌、腰方肌、竖脊肌、背阔肌、上斜方肌。

1. 跪坐在垫子上，双脚贴地。

2. 双脚分开，与垫子同宽。

3. 双膝转到垫子左侧。

4. 双臂弯曲，置于垫子前端。

5. 前臂下落。

6. 转动髋部，让右髋位于左髋上方。

7. 胸部下落，同时头转向右侧，左脸颊贴地（图 6.19）。

8. 保持此姿势，呼吸 10 ～ 15 次，然后从另一侧开始重复以上动作。

变式

维持腿部和髋部姿势，用手撑起身体，而不是让身体贴在垫子上（图 6.20）。

安全提示

该体式是一个脊柱深度扭转体式，练习时动作要慢，或者先练习变式，再进行深度扭转。

半鱼王式

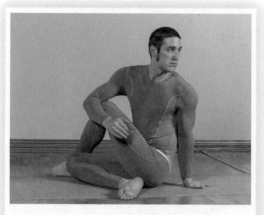

图 6.21

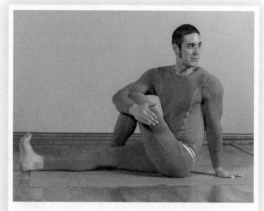

图 6.22　半鱼王式的变式，通过伸直位于下方的腿来完成该体式

肌肉

内外斜肌、斜方肌、腹直肌。

1. 坐在垫子上。
2. 双腿向前伸直。
3. 左膝弯曲，靠近胸部，右脚放在地上，位于右腿外侧，保持左膝向上，靠近胸前。
4. 屈右膝，右脚移至左髋部，保持右膝贴地。
5. 右臂环抱左膝，将左膝拉近胸部。
6. 左手放在地上，置于髋部后方。
7. 左手用力推地，脊柱伸直。
8. 右臂抱住左膝，拉近胸部，身体向左侧扭转（图 6.21）。
9. 保持此姿势，呼吸 10 ～ 15 次，然后从另一侧开始重复以上动作。

变式

保持右腿伸直不弯曲（图 6.22）。保持髋部和腘绳肌紧绷，这样做会让身体扭转变得容易。

安全提示

扭转身体时动作要慢，避免引起背部不适。

核心肌

对于所有的运动和锻炼来说，核心肌都是一个重要部分。强壮的核心可以保护身体免受伤害，增强运动表现。每周进行一到两次核心训练对运动员大有益处。要想保持核心强壮，就要坚持用核心体式来锻炼核心肌群。但练习时要避免引起疼痛或不适。

船式

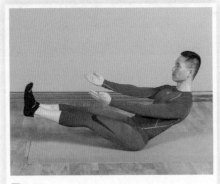

图 6.23

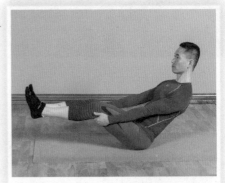

图 6.24　船式的变式，可通过屈膝来完善该体式

肌肉

内外斜肌、腹直肌、腹横肌、竖脊肌。

1. 坐在垫子上。
2. 屈双膝，双脚放在地上。
3. 坐直，手臂向身体前方伸直。
4. 身体向后靠，在坐骨和尾骨间找到平衡点。
5. 双腿伸直，与地面成 45 度角（图 6.23）。
6. 双腿并拢，微微内旋。
7. 肩关节下沉，挺起胸部。
8. 保持此姿势，呼吸 2～5 次。

变式

双手抱住腘绳肌，保持双臂伸直，双膝弯曲，双脚略微抬离地面（图 6.24）。保持脊柱伸直，同时保持坐姿（平衡点位于坐骨和尾骨间）。

安全提示

该体式会导致腰部疼痛，所以要运用核心肌来保护腰部。

鸟王式卷腹

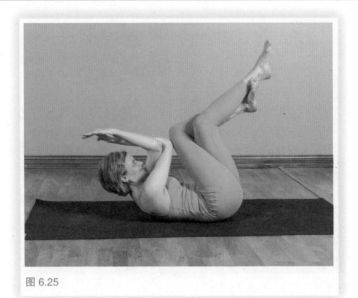

图 6.25

肌肉

腹横肌、腹直肌。

1. 仰卧，双膝弯曲，脚放在地上。

2. 双臂向上举起。

3. 右臂绕在左肘下方，双肘弯曲。

4. 双手环绕在一起，手掌贴在一起。

5. 两腿完全交叉，右腿在左腿上方。

6. 左脚抬离地面。

7. 如果可以，应让右脚绕到左脚踝后方。

8. 吸气，同时将指尖伸过头顶，脚尖伸向下方。

9. 呼气，同时抬起头部，右肘拉近右侧大腿（图 6.25）。

10. 保持头部离开地面，配合呼吸重复以上动作 2 ～ 4 次，然后从另一侧开始重复以上动作。

变式

手和脚踝可以不完全交叉。如果感到不适，可以将双手放在头后面，做简单的仰卧起坐即可。

安全提示

如果颈部和肩关节感觉不适，可以练习变式。

膝碰肘式

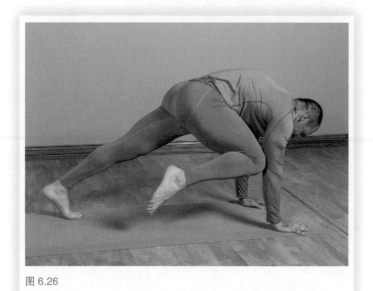

图 6.26

肌肉

腹直肌、腹横肌。

1. 从下犬式开始，吸气，右脚向上抬起，进入单腿下犬式。

2. 呼气，肩关节向前移动到手腕上方，呈平板式，右膝弯曲，靠近手肘（图 6.26）。

3. 吸气，右腿向后伸直，呈单腿平板式。

4. 呼气，右膝靠近左手肘，保持平板姿势。

5. 重复以上动作，配合呼吸，每侧做三组，每组10次，然后换另一侧。

变式

左膝下落跪地，位于髋部后方，注意不要让左膝落在髋部正下方。右膝靠近手肘，腿向后伸展。坚持练习这个动作，直至你可以在下犬式和平板式之间轻松切换。

安全提示

练习变式时，可在跪地的膝关节下方放一个垫子。

仰卧提臀式

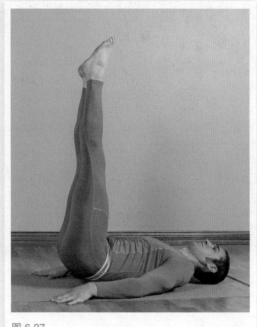

图 6.27

肌肉

腹横肌。

1. 仰卧。

2. 双臂位于身体两侧，向下伸展，手掌贴地。

3. 双腿向上伸直。

4. 肩部下沉，远离耳部。

5. 呼气，同时髋部抬高，离地约几厘米，脚趾向上伸直（图 6.27）。

6. 吸气，同时髋部慢慢下降。

7. 重复该系列动作，配合呼吸。做两组练习，每组重复 10 次。

变式

膝关节弯曲。

安全提示

保持腰部贴地，收缩核心肌，避免引起背部不适。

雨刷式

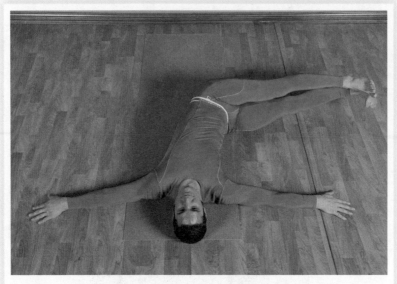

图 6.28

肌肉

内外斜肌、腹直肌、腹横肌。

1. 仰卧。
2. 双臂向身体两侧伸展，与肩关节位于同一高度，手掌向下。
3. 双腿向上伸直。
4. 双腿位于身体中线时，吸气。
5. 呼气，同时双腿向右侧下落，直到悬于地面上方（图 6.28）。
6. 吸气，双腿慢慢回到中间部位。
7. 呼气，双腿向左侧下落。
8. 重复该系列动作，配合呼吸，每侧呼吸 5 次为一组，进行 2～4 组练习。

变式

膝关节弯曲呈 90 度角，位于髋部上方，以同样的方式进行练习。

安全提示

保持腰部压地，同时收缩核心肌，避免引起背部不适。

双腿起落式

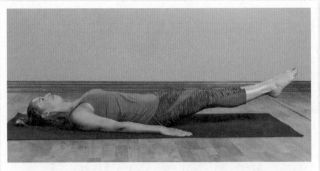

图 6.29

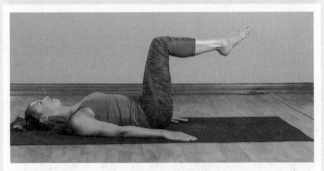

图 6.30　双腿起落式的变式，可通过屈膝来完成该体式

肌肉

腹横肌。

1. 仰卧。
2. 双腿伸直，双臂伸直，放于身体两侧，手心向下。
3. 保持肩关节压向地面，下巴略微抬起，双腿抬离地面几厘米（图 6.29）。
4. 双腿紧紧并拢。
5. 呼气，髋部向上抬高 2.5～5 厘米。
6. 吸气，髋部慢慢下落到地面。
7. 重复该系列动作，保持核心肌收缩，根据个人意愿和能力决定练习次数。

变式

双膝弯曲呈 90 度角，位于髋部上方，抬高膝关节，然后配合呼吸让髋部慢慢落回地面，重复同样的动作（图 6.30）。

安全提示

下巴略微抬起，保持颈椎离地。保持核心肌收缩，动作要缓慢，避免引起背部疼痛。

单腿指尖卷腹式

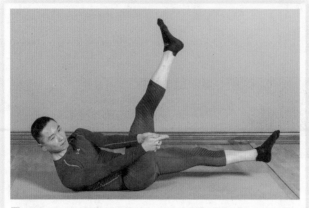

图 6.31

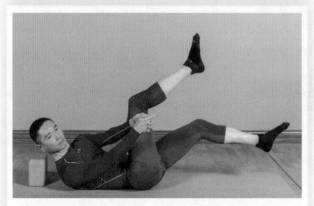

图 6.32　单腿指尖卷腹式的变式，可通过屈腿来完成该体式

肌肉

腹直肌。

1. 仰卧。

2. 吸气，双腿向上抬起，腰部向下施力。

3. 呼气，头和肩关节抬离地面，左腿下落，悬于地面上方。

4. 双臂向前伸展，双手指尖于右侧腘绳肌后方相接触（图 6.31）。

5. 保持头和肩关节离地。

6. 吸气，双腿交换动作。呼气，双手指尖于左侧腘绳肌后方接触。

7. 重复以上动作，配合呼吸，根据个人意愿和能力决定练习次数，但要保持正确的姿势。

变式

将抬起的腿弯曲 90 度，努力将手臂向前伸展，运动过程中要注意收缩核心肌（图 6.32）。如果该练习让颈部劳累，可以在头部下方放一块瑜伽砖，头枕在瑜伽砖上休息。

安全提示

保持核心肌收缩，强壮的核心肌可以避免背部不适。可以在头部下方垫一块瑜伽砖来放松颈部。

滑动膝关节卷起式

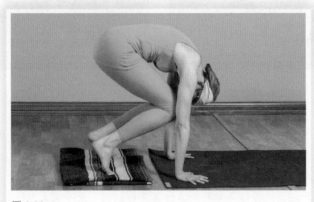

图 6.33

肌肉

腹横肌。

1. 脚下放一条毯子或者穿上袜子。
2. 做平板式，手放在垫子上。注意脚不要放在手所在的垫子上。
3. 保持肩关节远离耳部，双手推地。
4. 吸气，同时收腹。
5. 呼气，同时将膝关节拉向胸部，双脚从地板上滑过（图 6.33）。下巴靠近胸部。
6. 吸气，双脚滑动，回到平板式。
7. 重复该系列动作，配合呼吸，根据个人意愿和能力来决定练习次数。

变式

如果将膝关节拉向胸部的动作太难，可以在保持平板式的同时收腹，锻炼核心肌。

安全提示

做平板式时，不管处于静止还是运动状态，都不能让腹部下沉，不能放松核心肌。保持身体伸直，收缩核心肌，以避免背部不适。

移动脚跟平板式

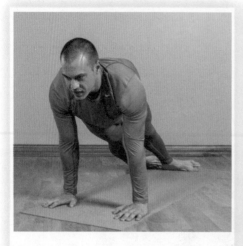

图 6.34a

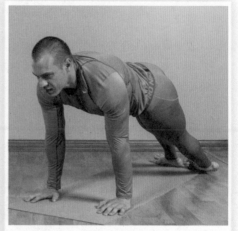

图 6.34b

肌肉

腹横肌、内外斜肌。

1. 做平板式，双脚分开，与髋部同宽。

2. 双手推地，肩关节向后打开，远离耳部，固定于手腕上方位置。

3. 吸气，同时用力收腹。

4. 呼气，双脚脚跟转到右侧（图 6.34a），保持上身不动。

5. 吸气，脚跟抬起，回到中间位置。呼气，脚跟转到左侧（图 6.34b）。

6. 重复以上动作，根据个人意愿和能力决定练习次数，同时保持正确的姿势。

变式

维持平板式，不向两侧转动脚跟。

安全提示

在运动中或保持平板式姿势时收缩核心肌，让背部的不适感降至最低。

单车式

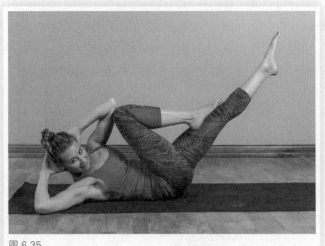

图 6.35

肌肉

腹直肌、腹横肌。

1. 仰卧。

2. 手指慢慢地放到头后面，双手肘打开。

3. 双膝靠近胸部，同时将头部和肩关节抬离地面。

4. 吸气，呼气，同时伸直左腿，使之悬于地面上方，身体转向右侧，左手肘紧紧贴住右膝（图 6.35）。

5. 吸气，呼气，同时伸直右腿，身体转向左侧。重复该系列动作，配合呼吸，保持正确的姿势，做三组练习，每轮 10 ～ 20 次。

变式

不将手指放到头后面，而是把手臂伸向前方，腿部动作保持不变，并配合呼吸。

安全提示

把手放到头后容易让头向前弯曲，继而导致颈部疼痛，如有这种情况可以练习变式，把注意力放在核心肌上。

后仰式

灵活的脊柱可以减少腰部压力，帮助运动员在多项运动中保持灵活性。后仰式还可以同时拉伸全身很多肌肉，但是在练习后仰式之前要确保已经进行过热身运动，以避免受伤。我经常推荐一种简单的脊柱扭转，练习它是为了保护脊柱，缓解肌肉紧张。其他放松背部的体式包括下犬式和婴儿式，可在后仰式之后练习。

桥式

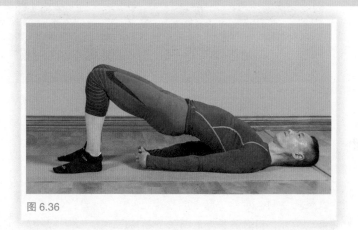

图 6.36

肌肉

腹直肌、股四头肌、腰肌、胸大肌、胸小肌、三角肌、肱二头肌、喙肱肌。

1. 仰卧。屈双膝，双脚放在地上。
2. 双臂伸直，位于身体两侧。
3. 肩关节向下用力，远离耳部。
4. 双脚蹬地，抬高髋部。
5. 双膝向前推，胸部向下巴方向挺起，伸直脊柱。
6. 转动两侧肩关节，双手移动到一起。
7. 双手手指交叉，前臂压向地面（图 6.36）。
8. 臀肌放松，脊柱伸直。

变式

髋部下方放一块瑜伽砖，双臂放松，放在身体两侧。

安全提示

确保脊柱伸直，以防引起腰部疼痛。

轮式

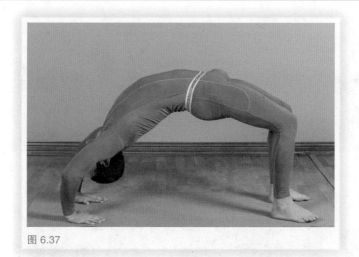

图 6.37

肌肉

腰大肌、耻骨肌、长收肌、短收肌、缝匠肌、腹直肌、腹横肌、三角肌、背阔肌、胸大肌、肱二头肌、前颈部肌肉。

1. 以桥式作为开始姿势（参见前面的说明及图 6.36）。双手放松，手掌置于肩关节下方，手肘弯曲。

2. 手指指向双脚方向。

3. 保持双臂手肘弯曲且互相平行。

4. 手掌推地，抬起肩关节。头部向地板低垂，让头部轻依地面。

5. 接下来，更加用力地推地，将身体完全抬起，伸直手臂（图 6.37）。

6. 放松并弯曲手肘，下巴靠近胸部，肩关节下落，回到桥式。

7. 背部下落。

变式

上臂套一根伸展带，可以帮助练习者使用肌肉而不是关节的力量抬起身体。如果感觉该体式后仰太深，或者肩关节太紧绷，那么桥式是最好的变式。

安全提示

练习该体式时，一定要注意肩关节和腰部。如果肩关节确实太过紧绷，则只练习桥式。如果腰部肌肉紧绷，可以练习桥式，或者使用瑜伽砖完成桥式。

弓式

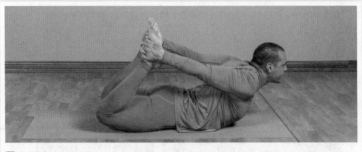

图 6.38

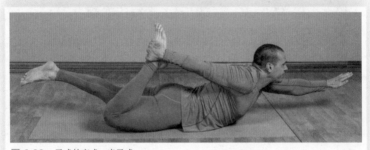

图 6.39　弓式的变式，半弓式

肌肉

胸大肌、三角肌前束、肱二头肌、腹直肌、腰肌、耻骨肌、长收肌、短收肌、缝匠肌、股直肌。

1. 腹部着地，趴在地上，双臂伸直，位于身体两侧，额头贴地。

2. 屈双膝。

3. 双手向后，抓住脚踝或双脚。

4. 双脚向后压迫手心，抬起头部，目视前方。

5. 抬高双脚，同时脚背向后压手心（图 6.38）。

6. 尾骨微微卷起，胸部向前延伸，以保持脊柱伸直。

7. 保持此姿势，呼吸 5 ～ 10 次为一组，进行 2 ～ 3 组练习。

变式

向后拉住双脚改成每次只做单侧动作（图 6.39）。伸直同侧的手臂和腿，将它们放在地上。

安全提示

练习该体式时要保持脊柱伸直，避免引起腰部疼痛。

骆驼式

肌肉

腰大肌、四头肌、胸小肌、肱二头肌、腹直肌、三角肌前束、前颈部肌肉、前锯肌。

1. 跪在垫子一端，上身挺直。

2. 双膝分开，与髋部同宽。

3. 尾骨向下方两膝之间伸直，放松臀肌。

4. 向上挺胸，大腿向前推。

5. 下巴向胸部方向收起。

6. 上身慢慢向后倾斜，右手放到右脚跟上，左手放到左脚跟上（图6.40）。

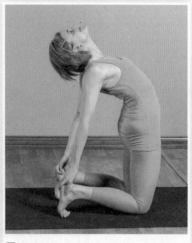

图 6.40

7. 如果颈部没有问题，可以让头部向后放松，拉伸喉部。

8. 保持向上挺胸，大腿向前推，保持尾骨向下伸直。

9. 保持此姿势，呼吸5～10次为一组，做2～3组练习，每组之间可以婴儿式作为休息体式。

变式

改成单手向后的半骆驼式（图6.41）。没有伸到后方的手臂向上举起。

安全提示

若膝关节紧绷，可在膝关节下垫一条毯子。

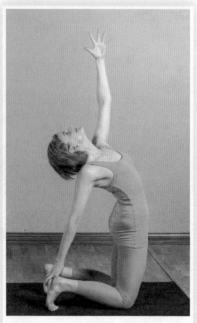

图 6.41　骆驼式的变式——半骆驼式

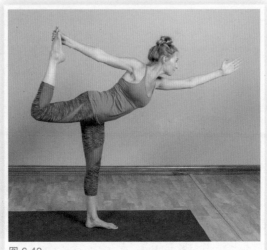

图 6.42

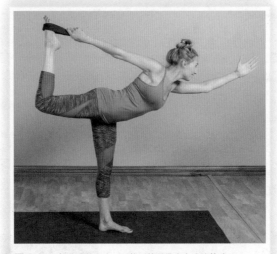

图 6.43 舞王式的变式，可使用伸展带来完成该体式

肌肉

腰大肌、耻骨肌、缝匠肌、股四头肌、腘绳肌、背阔肌、大圆肌、胸小肌、后三角肌、腹直肌、肱二头肌。

1. 站直，重心放在左脚。
2. 屈右膝，右手从内侧环绕握住右脚或右脚踝。
3. 左臂向前伸直。

4. 右手握住右脚，右脚向后向上伸（图 6.42）。

5. 上身前倾，右脚向后推，目视前方。

6. 保持尾骨向下卷起，胸部向前挺。

7. 保持此姿势，呼吸 5 ～ 10 次。

8. 回到站姿，从另一侧开始重复以上动作。

变式

在右脚上套一根伸展带（图 6.43），给背部、肩关节和膝关节更多的空间。

安全提示

保持脊柱伸直，以避免引起背部疼痛。

狮身人面式

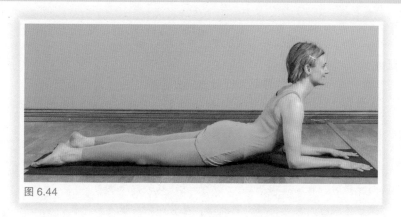

图 6.44

肌肉

腹直肌、胸小肌。

1. 趴在地上，腹部着地。

2. 用前臂撑起身体，肩关节位于手肘正上方，手指指向前方。

3. 脚背压地，尾骨向脚后跟方向伸展，同时前臂向下施力。用力向后拉手肘，胸部向前上方延伸（图 6.44）。

4. 肩关节下沉，远离耳朵，目视前方。

5. 保持此姿势，呼吸 5 ～ 10 次，然后放松胸部。

变式

改为练习眼镜蛇式（下文将会介绍这个体式，参见图 6.45）。

安全提示

保持核心肌微微收缩，以保护腰部。

眼镜蛇式

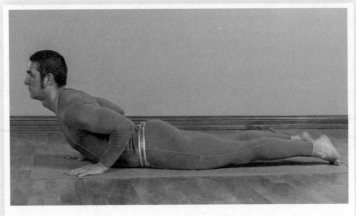

图 6.45

肌肉
腹直肌、股四头肌、缝匠肌、胸大肌、三角肌。

1. 趴在地上，腹部着地，双腿向后伸直，手臂位于身体两侧，额头贴在地上。

2. 弯曲手肘，双手放在地上，位于胸腔两侧。

3. 额头抬离地面，手掌轻推地面，同时胸部和脊柱向前向上伸展（图 6.45）。

4. 与此同时，收缩股四头肌，双腿伸直，双脚按压地面。

5. 做该体式时，要保持核心肌收缩，尾骨向脚后跟方向伸展。

变式
双脚抬离地面，向前挺胸，同时伸直双腿。

安全提示
保持尾骨向脚后跟方向伸展，收缩核心肌，以保护腰部。

蝗虫式

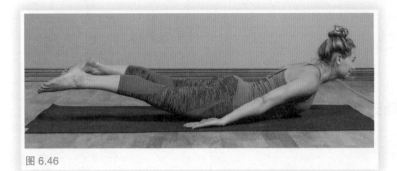

图 6.46

肌肉

腹直肌、缝匠肌、股四头肌、三角肌、胸大肌和胸小肌。

1. 趴在地上，腹部着地，双腿向后伸直，手臂位于身体两侧，额头贴地。
2. 额头抬高，向前上方伸展脊柱，保持手臂位于身体两侧，手背压地。
3. 同时，背部向脚掌方向伸展，大腿抬离地面（图 6.46）。
4. 保持收缩核心肌，伸展尾骨。
5. 保持此姿势，呼吸 5 ～ 10 次。

安全提示

保持核心肌用力，身体伸直，防止腰部下沉造成疼痛。

上犬式

肌肉

腹横肌、腹直肌、股四头肌、缝匠肌、髂腰肌、肱二头肌。

1. 趴在地上，腹部着地，双腿向后伸直，额头贴地。
2. 手掌贴地，位于肩关节下方，肩关节下沉，远离耳部。
3. 手掌用力推，向前上方伸展脊柱，同时伸直手臂，肩关节向后旋开（图 6.47）。
4. 同时，脚背推地，后脚跟抬

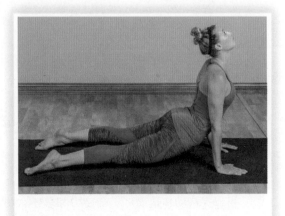

图 6.47

起，收缩四头肌，大腿抬离地面。

变式

改为练习眼镜蛇式。

安全提示

如果背部不适，则练习变式。

狂野式

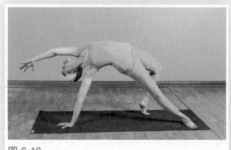

图 6.48

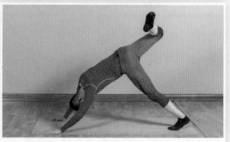

图 6.49　狂野式的变式，可通过抬高腿来完成该体式

肌肉

腹直肌、胸大肌、髂腰肌、股四头肌、肱三头肌。

1. 从下犬式开始。左腿向上抬起，弯曲膝关节，髋部向外旋转。

2. 向右脚外侧转身，保持右脚屈曲。

3. 左脚跖骨球慢慢下落着地，同时左臂举过头顶，掌心向下。

4. 左脚跖骨球用力蹬地，右手手掌推地，同时将髋部和胸部向上抬起，头部放松后仰（图 6.48）。保持此姿势，呼吸 5～10 次，然后换另一侧重复以上动作。

变式

从下犬式开始，右腿向上抬起，屈右膝，髋部向外旋转（图 6.49）。保持此姿势，深呼吸。

总结

脊柱和核心肌群对维持身体的稳定非常重要。脊柱不够灵活，核心不够强壮，容易造成身体疼痛、僵硬或受伤。集中锻炼"能量房"的力量和灵活性，可以提高动作速度、平衡能力和总体运动表现，也可以提高能量使用效率，让运动员速度更快、动作更敏捷，免受伤害。

第7章

加强上部力量：
肩关节、手臂和颈部

在生活中对身体带来的压力大多集中在颈部、肩关节还有上背部。锻炼和训练会加剧颈部和肩关节肌肉的紧张和僵硬，从而限制活动范围，或引起紧张性头痛。本章介绍的拉伸体式会让颈部肌肉变得更强壮、更灵活。

肩关节由许多肌肉、肌腱及骨头组成，动作流畅，而且活动范围很大。如果肩关节非常健康，能够自由伸展，那么跟身体其他部位相比，肩关节的活动范围是最大的。适当的拉伸和伸展能让肩关节变得强壮，减少受伤。此外，强壮而灵活的肩关节能够改善运动员在各种运动和活动中的表现。如果肩关节动作受限，或是肩关节不够灵活，容易导致受伤或持续性疼痛。运动员可以通过练习一些简单的拉伸动作来解决肩关节紧绷问题。

很多肩关节拉伸动作需要向下延伸到手臂，有时会延伸到手部。伸展和拉伸手臂的肱二头肌、肱三头肌、屈肌和伸肌能帮运动员增加运动优势。另外，这些拉伸动作能防止肌腱撕裂，还能锻炼肘关节，让手臂可以完全伸展。当手臂可以毫无压力地完全伸展时，运动员做扣球、接球、投球或射击等动作时，就能将手臂伸得更高更远。

安迪·穆尔穆巴（ANDY MULMUMBA）

（美国）全国橄榄球联盟中后卫球员

本赛季开始时，芮安娜（Ryanne）推荐我们进行心理预演。我以前了解过心理预演，直到去年才有机会深入练习。大多数情况下，我都是利用休息时间进行练习，有时也会在睡前练习，配上音乐。心理预演帮我在整个赛季中保持积极、自信的心态。我为自己设立了目标，希望能在不久的将来实现该目标。我不再逃避现实，而是去进行心理预演，因为只要在生活的方方面面都保持积极乐观的态度，就不会失败。我可以证明，坚持不懈地以正确的方式进行心理预演能对人产生积极的影响。瑜伽和心理预演不仅帮我控制情绪，驱除杂念，还能帮我保持运动员的积极心态和自信，让我变得更好。

肩关节和手臂

保持肩关节和手臂放松、灵活，不仅能缓解日常生活中的压力，还能扩大运动时的活动范围。以下体式可以帮运动员进行拉伸，同时融入了一些新的练习，以便平衡身体各部位的灵活性。

鸟王式手臂拉伸

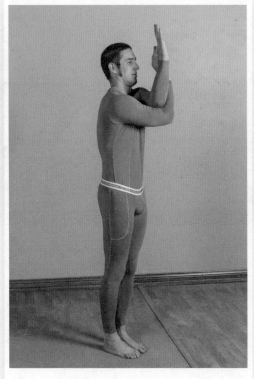

图 7.1

肌肉

菱形肌、中斜方肌、三角肌、冈上肌、冈下肌、小圆肌、大圆肌。

1. 站在垫子一端，手臂向前伸展，掌心相对。

2. 右肘位于左肘下方，勾住左肘，两肘弯曲。

3. 右前臂抱住左前臂，手掌贴在一起。

4. 前臂向前推，远离胸部，手指向上抬起（图 7.1）。

5. 保持此姿势，呼吸 5 ~ 15 次，然后从另一侧开始重复以上动作。

变式

如果手掌贴不到一起，可以将手背靠在一起，请注意，手肘应保持弯曲，前臂向前向上推。

安全提示

前臂要慢慢推向前方，避免过度拉伸。

狗伸展式的变式

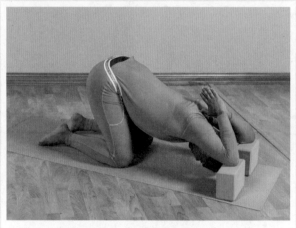

图 7.2

肌肉

肱三头肌、斜方肌、前锯肌、大圆肌、肩胛下肌。

1. 在垫子一端放两块瑜伽砖。

2. 趴在地上，双手双膝着地，瑜伽砖置于身前。

3. 右肘放在右侧瑜伽砖的最前端。

4. 左肘放在左侧瑜伽砖的最前端。

5. 双手合十。

6. 头部向下放松。

7. 弯曲双肘，拇指靠近并触碰上背部（图 7.2）。

8. 髋部慢慢向后移动，深度拉伸。

变式

不弯曲肘部。如果肩关节太过僵硬，那么弯曲双肘的难度会很大。

安全提示

向下低头进行深度拉伸时，动作要缓慢。

靠墙伸展式

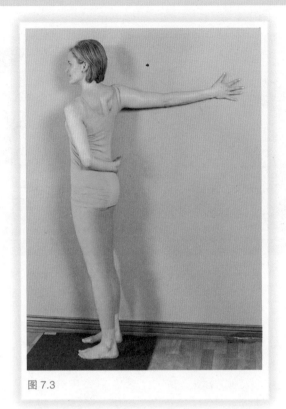

图 7.3

肌肉

胸小肌、三角肌、肱二头肌、大圆肌、肩胛下肌、前锯肌、前臂屈肌。

1. 站在墙边，面向墙壁。

2. 右手向右侧伸展，手掌贴墙，指向三点钟方向。

3. 身体转向左侧，右臂腋窝靠近墙壁。

4. 左手背在身后（图 7.3）。

5. 将左肩转向左侧保持住，深度拉伸。

6. 将右手臂改为指向两点钟方向和一点钟方向分别重复以上动作，然后换到另一侧重复以上动作。

变式

如果肩关节太僵硬，身体向左侧转动一半角度即可。

安全提示

缓慢进行拉伸，确保不要过度拉伸，尤其是肩关节僵硬的人。

仰卧半牛面臂式

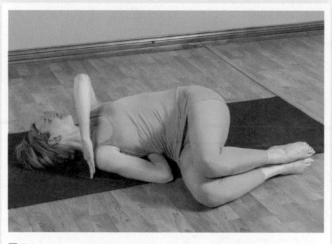

图 7.4

肌肉

三角肌前束。

1. 仰卧，双臂向外伸展，掌心向下。
2. 弯曲双膝，双脚并拢放在地上。
3. 右髋部抬离地面。
4. 屈右肘，右手向背部下方移动，手腕没入背部下方。
5. 右手向右肩胛骨方向移动，左手触摸右肩。
6. 右髋部放松，贴地。
7. 双膝放松，放在地上，位于身体右侧（图 7.4）。
8. 看向身体左侧。
9. 保持此姿势，呼吸 10 ～ 20 次。
10. 换另一侧重复以上动作。

变式

保持膝关节抬高，不倒向身侧。

安全提示

该扭转体式要求肘部深度弯曲，所以要小心，不要引起肘部不适或疼痛。如果感觉疼痛，则立即停止练习。

穿针式

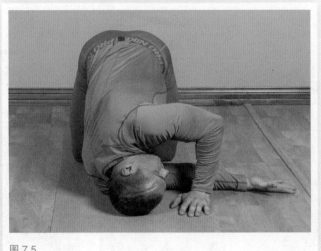

图 7.5

肌肉

三角肌、斜方肌、冈上肌、冈下肌。

1. 双膝跪地，双手撑地，肩关节位于手腕上方，髋部位于膝关节上方。
2. 右臂向左侧移动，位于左臂和左腿之间。
3. 左肘弯曲，右肩下沉，右耳贴地（图 7.5）。
4. 左手掌推地，左肩向后转，拉伸右肩。
5. 保持此姿势，呼吸 5 ~ 10 次。
6. 换另一侧重复以上动作。

变式

如果耳朵不能完全贴到地上，可以在头部下方放置一块瑜伽砖。

安全提示

不要把身体的重量都压在头部，应该将重心放在肩关节上，而不是颈椎上。

转肩式（伸展带辅助）

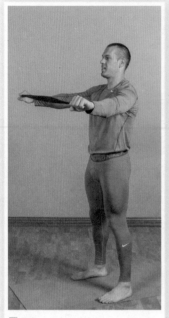
图 7.6a

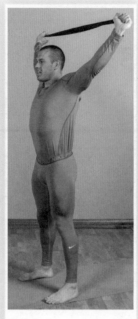
图 7.6b

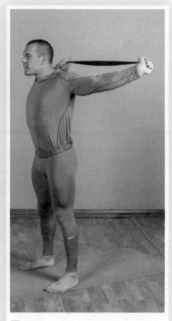
图 7.6c

肌肉

胸大肌、胸小肌、肩胛下肌、大圆肌。

1. 站在垫子上，双脚分开，与髋部同宽，像山式一样站直身体。

2. 双手握住伸展带，双臂向前伸展（图 7.6a）。

3. 双手向肩关节两侧移动，保持手臂伸直，双手抓住绳子。

4. 吸气，同时手臂举过头顶，保持手臂伸直（图 7.6b）。

5. 呼气，手臂缓慢向后下落（图 7.6c）。

6. 双手沿着绳子向两侧移动，直到手臂完全打开为止。

7. 手臂向后时吸气，向前时呼气。

8. 重复该系列动作，配合呼吸，做 2 组练习，每组 10 次。

变式

手臂举过头顶，不向后打开，感觉到拉伸时保持当时的姿势。

安全提示

如果近期肩关节受过伤，则不要练习该体式。

十字交叉式

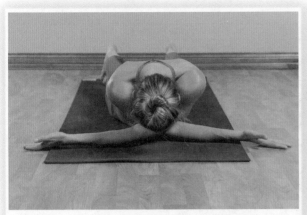

图 7.7

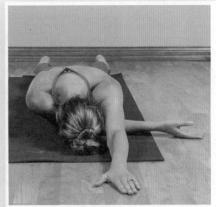

图 7.8　十字交叉式的变式，可通过交叉一只手臂来完成该体式

肌肉

三角肌、斜方肌、冈上肌、冈下肌、菱形肌。

1. 趴在地上，腹部着地，前臂撑地。
2. 右手掌心朝上。
3. 右手移动到左臂后方，向左侧移动，右手肘撑地。
4. 左手掌心朝上，将左手移动到右侧，左手肘撑地（图 7.7）。
5. 如果可以，保持双臂分开，手肘撑地。
6. 头部向下放松，重心放在手臂上。
7. 为进一步拉伸，卷起脚趾，身体重心前移，然后头部向下放松。
8. 保持此姿势，呼吸 10 ～ 20 次，然后交换手臂位置重复以上动作。

变式

右臂放到左侧。左臂不要放到右侧，而是向头顶方向伸展，放松头部，身体重心向下放到地上（图 7.8）。

安全提示

如果肩关节受过伤或是有其他肩关节问题，可以不练习该体式。

开胸式

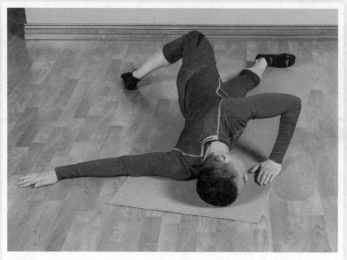

图 7.9

肌肉

胸大肌、三角肌、肩胛下肌、大圆肌、前臂屈肌。

1. 俯卧在地上，腹部着地。
2. 右臂向右伸直，与肩关节位于同一条线上。
3. 弯曲左肘，左手掌置于左肩下方。
4. 转头，看向左侧。
5. 屈左膝，翻转左脚，将左脚移动到右膝后方。左膝向上抬高。
6. 左手推地，左肩向左侧转动（图 7.9）。
7. 保持此姿势，呼吸 10 ～ 20 次，然后换另一侧重复以上动作。

变式

不将左腿放到右膝后方，仅转向右侧即可。

安全提示

如果肩关节近期受过伤，则不要练习该体式。

支撑鱼式（肩部伸展）

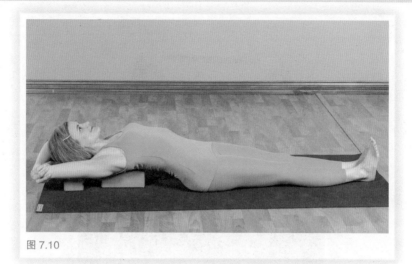

图 7.10

肌肉

大圆肌、肩胛下肌、前锯肌、胸小肌、肱三头肌。

1. 使用两块瑜伽砖。

2. 将第一块瑜伽砖横放在垫子上。

3. 将第二块瑜伽砖垂直放在第一块瑜伽砖的前方。

4. 背对瑜伽砖，坐在瑜伽砖前方，距离第一块瑜伽砖约 0.3 米。

5. 后仰，用前臂支撑身体。

6. 慢慢向后倒在第一块瑜伽砖上，让瑜伽砖位于两侧肩胛骨中间。

7. 头部放松，后仰，放到第二块瑜伽砖上。

8. 双腿并拢，向前伸直。

9. 双臂向上举起，双肘弯曲。

10. 双手分别扣住对侧肘部。

11. 前臂放松，向后举过头顶（图 7.10）。

12. 保持此姿势，呼吸 10～20 次。

13. 交换手臂位置重复以上动作。

变式

如果肩关节太僵硬，无法将该体式做到位，可以将手臂放在身体两侧，掌心向上。

安全提示

第二块瑜伽砖像一个枕头。瑜伽砖的高度应按照头部和颈部的舒适度进行相应调整。

宽腿前屈式（伸展带辅助）

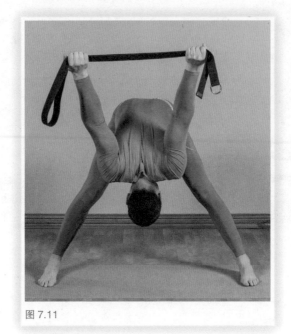

图 7.11

肌肉
三角肌前束、胸大肌和胸小肌。

1. 站在垫子上，双脚尽量分开，间距大于一条腿的长度。

2. 双手放于身后，握住伸展带，双手间距不小于髋部宽度。

3. 上身向前向下折叠，进入宽腿前屈式。双臂从身后抬起，向上伸展（图 7.11）。

4. 双腿保持稳定，呼吸时双臂放松并伸展。

5. 保持此姿势，呼吸 10 ～ 20 次。

变式
如果肩关节太僵硬，可以加大双手间距。在适当的时候，慢慢将两手靠近。

安全提示
练习该体式要缓慢进行，特别是肩关节僵硬的人。

前屈式 – 肩部伸展

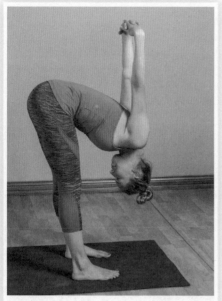

图 7.12

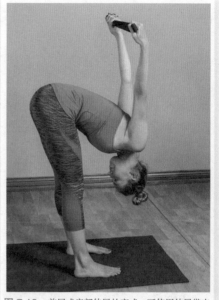

图 7.13　前屈式肩部伸展的变式，可使用伸展带来完成该体式

肌肉

三角肌前束、胸大肌和胸小肌。

1. 站在垫子一端，双脚分开，与髋部同宽。
2. 双臂向后伸展，双手十指交叉，手掌贴在一起。
3. 吸气，挺胸。呼气，身体向前折叠。手臂向上抬起，指关节向上（图 7.12）。
4. 保持此姿势，呼吸 5 ～ 10 次，然后回到站立姿势。交换双手拇指位置，身体向前折叠，开始进行第二组练习。

变式

手掌贴在一起会让肩部伸展变得困难。此时可以分开手掌，增加肩部的伸展空间，但是要保持十指交叉。如果觉得该变式仍有难度，可以使用伸展带，双手分开，握住绳子，慢慢进入肩部拉伸动作（图 7.13）。

安全提示

如果肩关节僵硬，可以使用伸展带练习变式。要特别小心，不要引起身体不适。

牛面手臂式

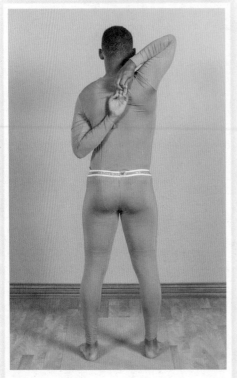

图 7.14

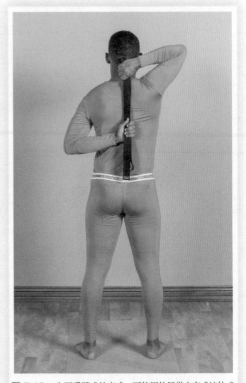

图 7.15　牛面手臂式的变式，可使用伸展带来完成该体式

肌肉

三角肌、冈下肌、冈上肌。

1. 站在垫子一端，左肘弯曲，左肩内旋，左手手背放在腰部。

2. 同时，右臂举过头顶，右肩外旋，右肘弯曲，右手放在上背部。

3. 两手慢慢靠近，十指交叉（图 7.14）。

4. 在该拉伸体式中，保持右肘指向上方，挺胸，身体站直。

5. 保持此姿势，呼吸 10 ～ 15 次，然后换另一侧重复以上动作。

变式

如果双手手指不能交叉到一起，可以使用伸展带来完成（图 7.15）。

安全提示

如果肩关节太僵硬，可以使用伸展带练习变式。

半十字交叉式

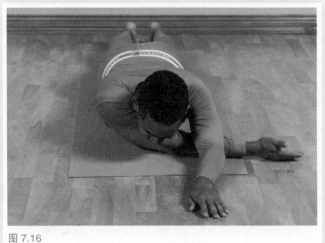

图 7.16

肌肉

三角肌、斜方肌、冈上肌、冈下肌、菱形肌。

1. 趴在地上，腹部着地，双臂撑地。

2. 双臂向前移动，使手肘位置刚好越过肩关节。

3. 翻转右手，掌心朝上，右臂移动至左肱三头肌后方，肱三头肌下落，三角肌不要下落。

4. 左臂向前移动，左肩下落。

5. 放松，身体重心下降，额头向下靠近地面（不要贴地）（图 7.16）。

6. 保持此姿势，呼吸 10 ~ 15 次，然后换另一侧重复动作。

变式

保持头和胸部抬高。该变式可以减弱拉伸强度。

安全提示

如果肩关节太僵硬，可以练习变式，逐渐进入完全拉伸状态。

开胸式（手臂 90 度角）

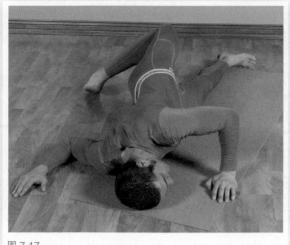

图 7.17

肌肉

胸大肌、胸小肌、三角肌前束。

1. 俯卧在地上，腹部着地。

2. 右臂向右侧伸展，呈 90 度角放在地上，手臂放松，手肘弯曲。

3. 右肘与肩部位于同一直线上，右腕与右肘位于同一直线上。

4. 左手手掌置于左肩下方，眼睛看向身体左侧，头部贴地。

5. 抬起左腿，同时弯曲左膝，左腿翻转至右腿后方（图 7.17）。

6. 左手推地，左肩向后翻转，进行深度拉伸。

7. 保持此姿势，呼吸 10 次，然后换另一侧重复以上动作。

变式

如果感觉该拉伸体式太过激烈，可以练习开胸式（图 7.9），只需伸直手臂。

安全提示

要缓慢进入该动作。

颈部

颈部肌肉紧张是引起头痛的主要原因之一。这种紧张可能从颈部或是肩部开始，然后转移到附着在头骨底部的肌肉。简单的颈部拉伸运动可以缓解这些区域的紧绷，使之放松，减少头疼的概率，扩大颈部运动范围。

坐姿半转颈式

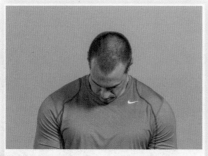

图 7.18a

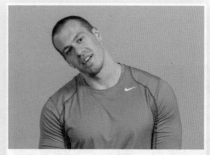

图 7.18b

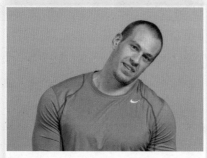

图 7.18c

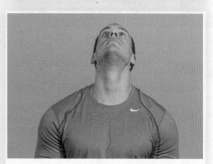

图 7.18d

肌肉

肩胛提肌、斜方肌、胸锁乳突肌、斜角肌。

1. 以舒服的坐姿坐在地上。
2. 双手放松，放在大腿上。
3. 上身向上挺直。
4. 头部向前放松，肩关节下沉（图 7.18a）。
5. 将头慢慢转向右肩，停下（图 7.18b）。
6. 再慢慢转到前边，然后转到左肩，停下（图 7.18c）。
7. 要慢慢转动头部，配合呼吸，感受颈部的拉伸。
8. 感觉到拉伸时，保持当时的姿势，呼吸。
9. 头部后仰，重复同样的动作（图 7.18d）。

变式

如果颈部僵硬，在做每个动作（向前、向右和向左）时，保持当时的动作，呼吸 2 ～ 5 次。

安全提示

如果颈部受过伤，一定采用变式进行练习，让颈部放松。

跪姿转颈式

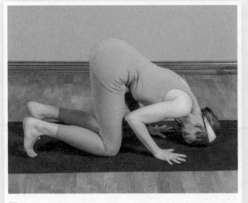

图 7.19a

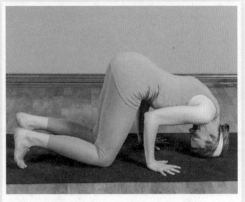

图 7.19b

肌肉

肩胛提肌、斜方肌。

1. 跪在地上，双手双膝撑地。
2. 双肘弯曲，靠近胸腔，同时头部着地，位于双手之间，发际线上方贴地（图 7.19a）。
3. 用双手保持身体平衡。
4. 髋部慢慢向前移动，头顶向前转动，头部保持放松，不要向下用力（图 7.19b）。
5. 颈部向前转动，在保证舒适的前提下越靠前越好，或者到下巴碰到胸部为止。
6. 髋部慢慢向后移动，头部转回到开始的位置。

变式

练习坐姿半转颈式（图 7.18）。

安全提示

颈部是身体的敏感部位。练习该体式时动作要慢要轻，不要挤压颈椎和过度拉伸颈部肌肉。

手臂

运动后放松肩关节和手臂，可以防止主要肌肉撕裂及重复性运动引起的一些长期问题。练习以下的拉伸动作可以增强手臂的活动范围和灵活性。

腕部拉伸（手掌贴地）式

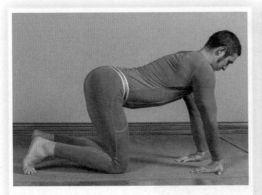

图 7.20

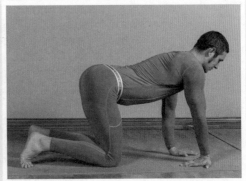

图 7.21　手掌着地，伸展腕关节，可以只转动一只手来完成该体式

肌肉

桡侧腕屈肌、尺侧腕屈肌、肱桡肌、指屈肌、蚓状肌。

1. 跪在地上，双手双膝撑地。
2. 右手向顺时针方向转动，手指指向右膝。
3. 左手向逆时针方向转动，手指指向左膝。
4. 保持双手手掌贴地，肩关节远离耳部。
5. 髋部慢慢向脚后跟方向移动，当腕部和前臂感觉到拉伸时停止动作（图 7.20）。
6. 保持此姿势，呼吸 5 ～ 10 次。髋部慢慢向前移动，手部放松，坐在地上，进入婴儿式。

变式

为减缓拉伸力度，可以每次只转动一只手（图 7.21）。

安全提示

练习该体式时，动作要缓慢，也可以练习变式。

祈祷式

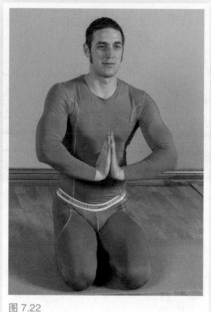

图 7.22

肌肉

桡侧腕屈肌、尺侧腕屈肌、肱桡肌、指屈肌、蚓状肌。

1. 双手合十放在胸前。
2. 手掌紧紧贴合，同时手腕下移，手肘抬高（图 7.22）。
3. 保持此姿势，呼吸 10 次，然后放松。重复练习 3 组。

变式

保持双手合十，呼吸，不要让手腕下移。

安全提示

如果感觉腕部不适，可以练习变式。

反向祈祷式

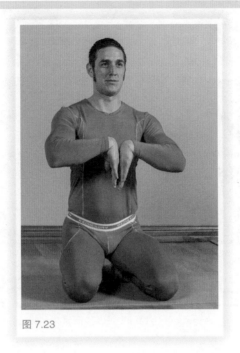

图 7.23

肌肉

桡侧腕屈肌、尺侧腕屈肌、肱桡肌、指屈肌、蚓状肌。

1. 双手手背贴在一起，手指向下。
2. 手背紧紧贴合，同时手腕抬高，手肘下移（图 7.23）。
3. 保持此姿势，呼吸 10 次，然后放松。重复练习 3 组。

变式

保持手背贴在一起，不要让手腕移动。

安全提示

如果感觉腕部不适，可以练习变式。

总结

提高肩部的力量和灵活性有利于提高运动员的运动表现。提高肩关节的灵活性也可以帮助提高手臂和颈部的灵活性。这些都能够扩大手臂的伸展范围，帮助运动员完成伸展手臂的动作。把这些拉伸练习加入到日常锻炼中，将有益于运动员的训练和比赛表现。

第8章

唤醒小肌肉：平衡体式

本章将重点介绍脚踝和脚部的锻炼。这些体式对应的肌肉都位于小腿下部或脚部。这些体式也能锻炼身体的其他部位，本章主要介绍这些体式给小腿下部肌肉带来的好处。

小腿下部由很多小块骨头、肌腱和肌肉组成。运动员通常认为训练时不需要伸展脚部和脚踝。他们可能从未想过要拉伸这些部位。人们通常只在感到疼痛或者受伤时才想起它们。在从早到晚的一整天时间里，双脚承受了很多压力。这些压力会造成脚踝和脚部肌肉紧张、酸痛等。练习者刚开始瑜伽练习时，每当放慢节奏集中练习某一个具体动作，或者用一只脚保持平衡时，都会感觉非常困难甚至不舒服。这就说明要增加脚部肌肉的力量。经常练习本章介绍的体式，不仅能加强腿下部的灵活性，还能增加肌肉力量。有力且灵活的脚踝能够预防受伤带来的影响。在比赛中，运动员可能会踏错步，会扭到脚踝，会被人踩到。这时，强壮又灵活的脚踝能够帮运动员比想象中更快地回到赛场。

梅丽莎·弗拉克（MELISSA FLUCKE）

（美国）明尼苏达大学双城校区，田径运动员

我校是全美大学体育联盟的一员，我曾经是撑竿跳高运动员，现在是一名跑步运动员。瑜伽教会了我全面看待事物。它教我在竞技中如何保持冷静，教我在紧张或者思虑过多时如何让身心镇静。我在日常生活中也应用了瑜伽放松技巧，无论将来职业和运动生涯如何发展，我都会继续练习瑜伽。

战士第三式

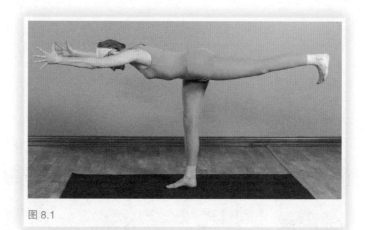

图 8.1

肌肉及其他组织

腓骨长肌、腓骨短肌、腓肠肌、胫骨前肌、拇长伸肌、拇长屈肌、趾伸肌、趾屈肌、比目鱼肌、趾收肌、距骨滑车、胫骨后肌。

1. 从下犬式开始。右脚上前一步，位于双手之间。
2. 双臂向上，举过头顶。
3. 左脚向后蹬，并抬离地面，用右脚保持身体平衡。
4. 左脚屈曲，保持脚趾指向地面。
5. 左腿伸直，保持左脚跟与髋部在同一水平线上。

6. 摆正髋部。

7. 保持上身与髋部和左脚位于同一水平线上。

8. 向脊柱方向收腹。

9. 双臂举过头顶（图8.1）。

10. 目光注视地面。

11. 保持此姿势，呼吸5～10次。

12. 换一侧重复以上动作。

变式

　　将一块瑜伽砖竖立在地上，位于肩关节正下方。双手放在瑜伽砖上，保持身体平衡，然后按照上述指令做同样的动作（图8.2）。一只手慢慢地离开瑜伽砖，向身体侧方伸展。另一只手也做同样的动作，直到双手都离开瑜伽砖，保持身体平衡。

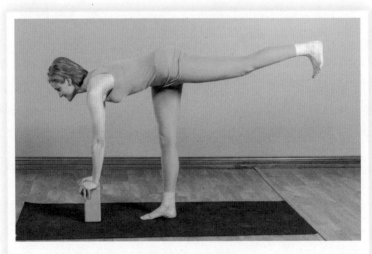

图8.2　战士第三式的变式，可借助瑜伽砖来完成该体式

安全提示

　　双手举过头顶会导致肩关节、颈部或背部不适或疼痛。可以采用飞翔姿势，让手臂向肩关节两侧伸展，或者让手臂沿着身体两侧向后伸展。

半月式

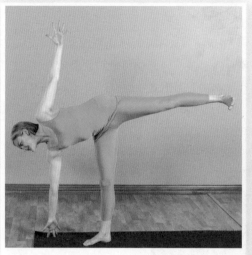

图 8.3

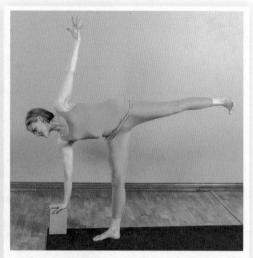

图 8.4　半月式的变式，可借助瑜伽砖来完成该体式

肌肉及其他组织

腓肠肌、比目鱼肌、腓骨长肌、腓骨短肌、胫骨前肌、拇长伸肌、拇长屈肌、趾伸肌、趾屈肌、趾收肌、距骨滑车、胫骨后肌。

1. 从下犬式开始。右脚上前一步，位于双手之间。
2. 左脚离开地面，右脚维持身体平衡。
3. 右手手掌或手指触地，位于肩关节正下方。
4. 左肩和髋部向后转，身体面向左侧。
5. 左脚屈曲，左腿抬至与髋部同高（图 8.3）。
6. 肩关节和髋部位于同一水平线上。
7. 尾骨微微向下卷起，保持脊柱伸直。
8. 保持此姿势，呼吸 5 ～ 10 次，然后回到下犬式或者练习流瑜伽（串联瑜伽，vinyasa）。
9. 换另一侧重复以上动作。

变式

右手下方放一块瑜伽砖（图 8.4），帮助保持身体平衡，避免腘绳肌太过紧绷使手够不到地面。

安全提示

请注意，不要让站在地上的腿过度拉伸。膝关节微微弯曲，腿部用力站稳。

树式

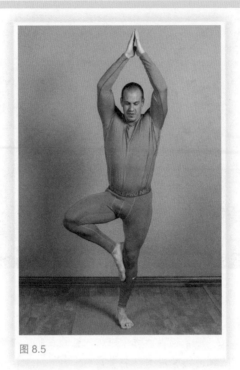

图 8.5

肌肉及其他组织

腓肠肌、比目鱼肌、腓骨长肌、腓骨短肌、胫骨前肌、拇长伸肌、拇长屈肌、趾伸肌、趾屈肌、趾收肌、距骨滑车、胫骨后肌。

1. 站在垫子一端，右膝弯曲，向上抬起，用左脚保持身体平衡。
2. 右脚脚底放在左大腿内侧。
3. 站直，双臂向上举过头顶，双手合十（图8.5）。
4. 保持此姿势，呼吸5～10次，变换动作期间做前屈式。
5. 换另一条腿重复以上动作。

变式

右脚底放在左腿内侧的任意部位。如果无法保持身体平衡，可以将右脚跟放在左脚脚踝处，左脚跖球像支架一样放在地上。

安全提示

平衡体式需要多做练习，可以从变式开始练习，或者借助瑜伽道具，慢慢适应完整的体式。

站姿单腿前屈脊柱伸展式

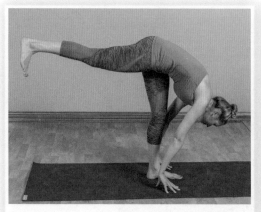

图 8.6

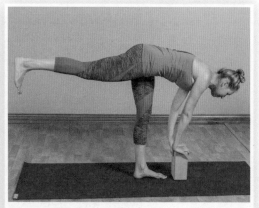

图 8.7　站姿单腿前屈脊柱伸展式的变式，可借助瑜伽砖来完成该体式

肌肉及其他组织

腓肠肌、比目鱼肌、腓骨长肌、腓骨短肌、胫骨前肌、拇长伸肌、拇长屈肌、趾伸肌、趾屈肌、趾收肌、距骨滑车、胫骨后肌、跟腱。

1. 从战士第三式开始。

2. 双手向下触地，同时后脚抬高，指向上方。

3. 双手向后移动至左脚位置，身体向前折叠，鼻子靠近膝关节或小腿（图8.6）。

4. 左手握住左脚脚踝，然后右手也握住左脚脚踝。

5. 保持右腿抬高，指向上方，抬得越高越好。

6. 保持此姿势，呼吸 5 ～ 10 次，然后后退一步进入下犬式，或练习流瑜伽。换另一侧重复以上动作。

变式

将一块瑜伽砖竖立在地上，位于胸部下方，双手放在瑜伽砖上（图8.7）。逐渐调整瑜伽砖的高度，直到双手可以碰到地面。同时，保持瑜伽砖竖立，一只手放在腓肠肌位置或是放在脚踝上，保持身体平衡。

安全提示

注意，应避免站立的腿过度拉伸。保持膝关节微微弯曲，膝关节用力，避免出现膝关节问题。

甘蔗式

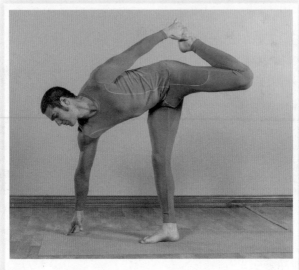

图 8.8

肌肉及其他组织

腓肠肌、比目鱼肌、腓骨长肌、腓骨短肌、胫骨前肌、拇长伸肌、拇长屈肌、趾伸肌、趾屈肌、趾收肌、距骨滑车、胫骨后肌。

1. 从半月式开始，用右腿保持平衡。
2. 屈左膝，左手向后握住左脚外侧或左脚脚踝（图 8.8）。
3. 左脚向左手心方向推，打开胸部。
4. 目视地面，右手慢慢向下碰到地面。
5. 保持此姿势，呼吸 5～10 次。
6. 结束该体式，放松左脚，伸直左腿，回到半月式。然后屈右膝，慢慢后退一步，进入下犬式或是练习流瑜伽。
7. 换另一侧重复以上动作。

变式

右手下方放一块瑜伽砖，重点练习半月式平衡。

安全提示

该体式还能起到锻炼下腰和开肩的作用，所以要确保练习前进行过热身。

战士第三式到句瓦明式下蹲

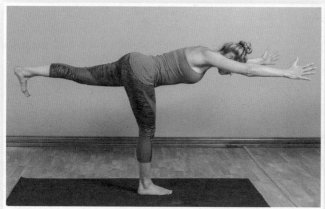

图 8.9a

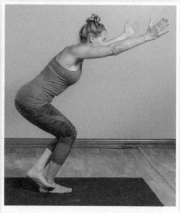

图 8.9b

肌肉及其他组织

腓肠肌、比目鱼肌、腓骨长肌、腓骨短肌、胫骨前肌、拇长伸肌、拇长屈肌、趾伸肌、趾屈肌、趾收肌、距骨滑车、胫骨后肌、跟腱。

1. 从战士第三式开始（图 8.9a），右腿站立。

2. 吸气，屈右膝，向下蹲。

3. 身体向下时，屈左膝，左脚勾住右脚脚踝，保持手臂向上举过头顶（图 8.9b）。

4. 呼吸，右腿慢慢伸直，向后抬起，回到战士第三式。

5. 每条腿练习 5 次上述动作，之后练习下犬式或前屈式恢复呼吸，然后换另一条腿重复相同的动作。

变式

将瑜伽砖竖立在垫子上，放在胸部正下方，用于保持身体平衡。可以将双手放在瑜伽砖上，练习同样的动作（图 8.10）。

安全提示

如果膝关节有问题，可以练习战士第二式或战士第三式，避免引起不适、疼痛或重心不稳。

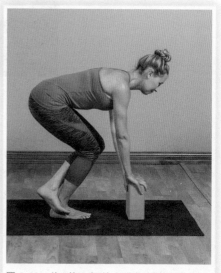

图 8.10 战士第三式到句瓦明式下蹲的变式，可借助瑜伽砖来完成该体式

战士第三式（腿部运动）

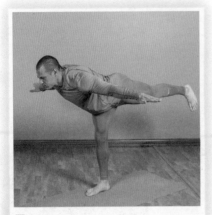

图 8.11a

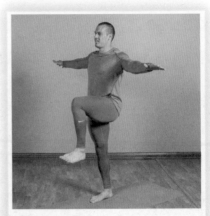

图 8.11b

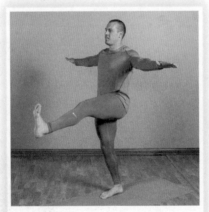

图 8.11c

肌肉及其他组织

腓肠肌、比目鱼肌、腓骨长肌、腓骨短肌、胫骨前肌、拇长伸肌、拇长屈肌、趾伸肌、趾屈肌、趾收肌、距骨滑车、胫骨后肌。

1. 从战士第三式开始（图 8.11a）。

2. 吸气，左膝弯曲，上身挺直，右腿支撑身体平衡，左膝靠近胸部，双臂举过头顶或向身体两侧伸展（图 8.11b）。

3. 左脚屈曲，呼气，左腿向前伸直，保持手臂向上或向两侧伸直（图 8.11c）。

4. 保持左腿伸直，吸气，左腿慢慢经左侧转到身后，呼气，同时回到战士第三式。

5. 上述动作练习 5 次，然后换另一侧重复以上动作。

变式

做战士第三式时，在垫子上放一块瑜伽砖，放在胸部下方。如果感觉身体失衡，可以用手扶住瑜伽砖。

安全提示

练习该系列动作时，动作要缓慢，并配合呼吸。站立的腿可以保持微微弯曲，以保护膝关节。

跪坐在脚踝上 / 脚趾撑地跪坐式

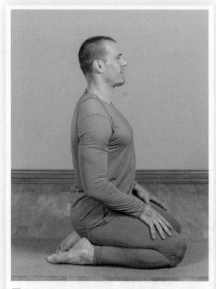
图 8.12a

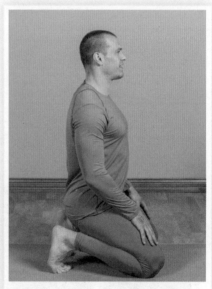
图 8.12b

肌肉及其他组织

拇长屈肌、拇长伸肌、趾伸肌、跟腱、趾收肌。

1. 双手双膝撑地，跪在垫子上。
2. 脚趾向后伸直，坐在后脚跟上，身体挺直，肩部位于髋部上方，双手放在大腿上（图 8.12a）。
3. 保持坐在脚踝上，呼吸 10 次，双手放在膝关节前方的地上，身体前倾，双手双膝撑地。
4. 卷起脚趾，坐回到后脚跟上（图 8.12b）。坐直，肩关节位于髋部上方，双手放在大腿上。

5. 保持此姿势，呼吸 10 次。重复该系列动作两组以上。

变式

将一块瑜伽砖竖立在膝关节前，双手放在瑜伽砖上。变式允许肩关节和身体向前倾，以便分散脚部压力。

安全提示

如果脚部和脚踝僵硬，则无须完成 10 次呼吸，做一两次即可，然后更换动作。要慢慢练习该拉伸，逐步锻炼脚部的灵活性。

鸟王式

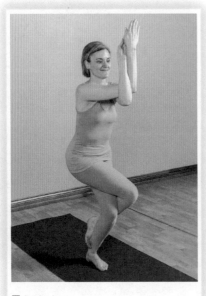

图 8.13

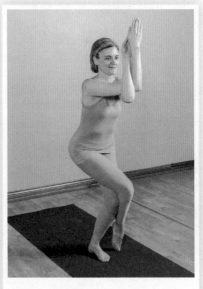

图 8.14　鸟王式的变式

肌肉及其他组织

比目鱼肌、腓肠肌、跟腱。

1. 站在垫子一端，右腿放到左大腿上，同时屈左膝，进入半幻椅式。

2. 右脚环绕到左脚踝后方。

3. 双臂向身体两侧伸展，然后两臂并拢，左臂位于右肘下方。

4. 双肘弯曲，双手手掌贴在一起（图 8.13）。

5. 双臂向前推，手指指向上方。

6. 保持此姿势，呼吸 5～10 次，然后换另一侧重复以上动作。

变式

如果右脚勾不住左脚脚踝，也可以让右脚放松，放在旁边（图 8.14）。手也一样，如果手掌贴不到一起，可以让手背贴在一起。如果身体失衡，可以将右脚当作支架来保持身体平衡。

安全提示

如图 8.14 所示，可以按照变式将右脚放在左脚踝旁边，帮助维持身体平衡。

站立手抓大脚趾式

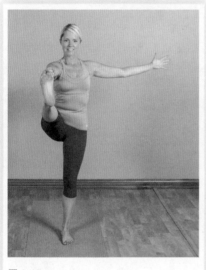

图 8.15a

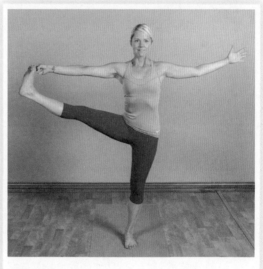

图 8.15b

肌肉及其他组织

腓肠肌、比目鱼肌、腓骨长肌和腓骨短肌、胫骨前肌、拇长伸肌、拇长屈肌、趾伸肌、趾屈肌、趾收肌、距骨滑车、胫骨后肌。

1. 站在垫子一端，重心放在左脚，将右脚拉近胸部。

2. 用右手食指和中指勾住左脚大脚趾。

3. 身体站直，同时右腿向前伸直，左臂向左侧伸展（图 8.15a）。

4. 右腿慢慢移动到身体右侧，保持腿部伸直，注意力转移至左侧（图 8.15b）。

5. 右腿慢慢移回到身体前方。

6. 保持该姿势，呼吸 5 次，然后换另一条腿重复以上动作。

变式

如果腘绳肌紧绷，可以借助伸展带让身体站直并伸直腿部（图 8.16a）。也可以靠墙站立，左手扶在墙上来保持身体平衡（图 8.16b）。

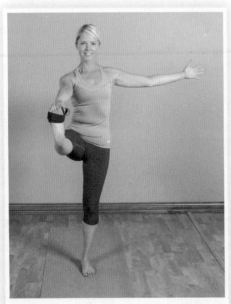

图 8.16a　站立手抓大脚趾式的变式，借助伸展带来完成该体式

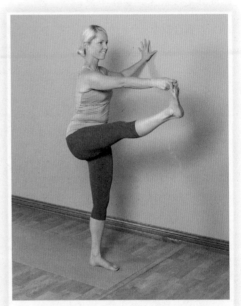

图 8.16b　站立手抓大脚趾式的变式，借助靠墙站立来完成该体式

安全提示

可采用变式，借助伸展带和墙壁来保持身体平衡，解决腘绳肌紧绷问题。

单腿幻椅式

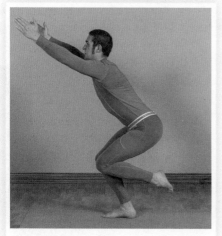

图 8.17

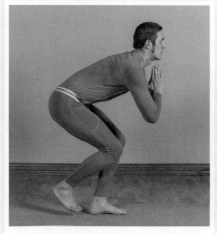

图 8.18 单腿幻椅式的变式

肌肉及其他组织

比目鱼肌、腓肠肌、跟腱。

1. 站在垫子上，双脚双膝并拢。
2. 屈双膝，重心放在脚跟，双膝紧紧贴在一起，同时双臂举向上方，尾骨向下卷，进入幻椅式。
3. 重心放在右脚，保持双膝紧贴在一起。
4. 加深左膝弯曲幅度，同时左脚跟向左髋部方向抬高，保持双膝紧贴在一起（图 8.17）。
5. 保持此姿势，呼吸 10 ～ 15 次，然后交换两腿动作。

变式

双手合十，放在胸前。抬起的脚跟不用靠近髋部，只需抬离地面即可（图8.18）。

安全提示

按照变式慢慢进入平衡状态。

总结

足部是人们每天用得最多的部位。要保持足部健康，必须照顾好脚和脚踝。强壮、灵活、放松的足部可以预防踝关节扭伤及脚趾过度伸展。有力且灵活的脚踝对每个运动员来说都很重要。很多运动项目都需要保持动作敏捷。尤其对于需要应对快速移动的运动来说，平衡能力是非常关键的。

第9章

整理运动、冥想和心理预演：专注

　　本章将重点介绍整理运动和冥想练习对所有运动员的重要性。心理预演是让运动员在运动场上集中精神的一个重要练习。运动员很容易过分注重力量训练，从而低估整理运动、冥想，乃至瑜伽练习的重要性。严格的锻炼或瑜伽练习之后，身体需要平静下来。这个阶段可以让身体慢慢回到自然放松的状态。冥想对运动员的身心有诸多好处。保持冷静并集中精力可以提高比赛中运动员的运动表现。本章会先介绍瑜伽练习的整理运动，然后介绍放松和冥想练习，最后介绍如何成功地进行心理预演。

整理运动

正如其他锻炼和训练一样，要使瑜伽练习达到平衡必须包括整理运动。整理运动使身体能够自然过渡到放松状态。它可以降低心跳和呼吸频率，逐渐降低体温，特别是在瑜伽已经练习到一个新水平，心率增加的时候。

下文介绍了一些非常棒的简易拉伸动作，适合在练习结束时进行。

舒缓拉伸

1 从猫牛式开始。跪在地上，双手双膝撑地，双手位于肩关节下方，双膝位于髋部下方。吸气，同时收腹，抬高下巴，尾骨向上卷起（图9.1a）。呼气，同时下巴向胸部收起，尾骨向下卷，双手推地，手臂伸直，上背部向上拱起（图9.1b）。

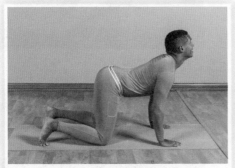
图9.1a 猫牛式

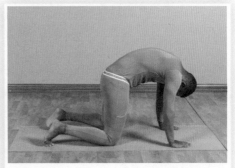
图9.1b

2 重复练习几次猫牛式，配合呼吸，手向后推，进入婴儿式。两脚蹋趾并拢，膝关节分开。髋部向后移动到脚后跟，头部放松，额头着地。双手移动到垫子右侧（图9.2a），然后再移动到垫子左侧（图9.2b）。

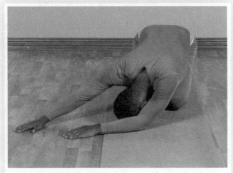
图9.2a 婴儿式

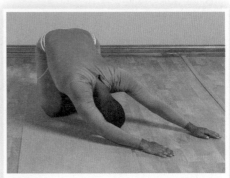
图9.2b

3 进入半鱼王式（图9.3）。坐在垫子上，
双腿向前伸直。右膝弯曲，靠近胸部，
右脚放在垫子上。右手撑地，位于髋部
后方。左肘弯曲，放在右膝外侧。右手
用力推地，伸直脊柱。左肘轻推右膝，
扭转上身。保持左腿伸直，左脚屈曲。
保持此姿势，呼吸5～10次，然后换
另一侧重复以上动作。

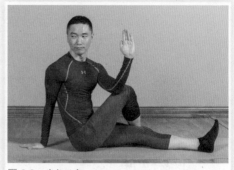

图9.3 半鱼王式

4 进入坐姿前屈式（图9.4）。双腿向前
伸直。双腿向内侧旋转，脚部屈曲，
脚尖回勾。坐直，举臂向上。以髋部
为支点，身体向脚趾方向折叠。双手
握住双脚。头部放松，伸展腹部向下
靠近大腿。

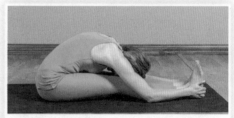

图9.4 坐姿前屈式

5 进入头碰膝式（图9.5）。双腿向前伸
直。左膝抬起，靠近胸部，左脚放在
地上，位于右腿大腿内侧。左膝向地
面方向放低。坐直身体，双手举向上
方，身体前倾折叠，双手握住右脚。
头部放松，向下靠近右腿。然后换另
一侧重复以上动作。

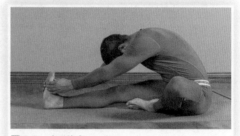

图9.5 头碰膝式

6 最后练习双膝并拢式仰卧脊柱扭转（图
9.6）。仰卧，将双膝拉近胸部。双臂
向身体两侧伸开，放在地上，手掌向
下。保持双膝和左右脚踝并拢，同时
双腿向右侧方向下落。然后换到另一
个方向重复以上动作。

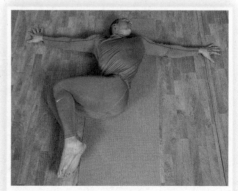

图9.6 双膝并拢式仰卧脊柱扭转

放松体式

每次瑜伽练习结束时都要放松身体，就像整理运动一样，放松有助于我们更好的控制身体。在梵语中，这种姿势被称为萨瓦萨纳（savasana），字面意思是"摊尸式"。在瑜伽练习中，大家会发现自己喜欢的体式、感觉很棒的体式，以及具有挑战性和令人沮丧的体式。此外，在练习过程中，大家有时候思维活跃能够很快进入状态，有时也可能会感觉身体沉重，很难进入练习状态。人们在健身、体育锻炼中也会遇到同样的问题。而放松环节可以让人的情绪进入静谧和平静的状态。此外，它也可以帮助调节心率，让呼吸恢复到自然节奏。放松的时间应该尽量长，请试着采用 3 ~ 5 分钟或更长的时间放松。

进入放松状态时请仰卧，双腿伸直，双臂放在身体两侧，手心向上。如果双腿伸直时腰部疼痛，则弯曲膝关节，双脚放在垫子上或将膝关节分开。请闭上眼睛，放松额头，放松下巴，舌头离开上颚，向下放松，上下牙齿分开。肩关节向下放松，手臂放松。放松背部，同时释放腹部和胸部的压力。感觉臀部正在向下慢慢瘫软，双腿双脚放松。让大脑安静下来，摒除杂念，释放自己，让自己沉醉在放松的世界中。

冥想

冥想是为了排除压力放松身心进行的安静思考，对身体和心灵健康有很多好处。在冥想过程中，我们可将注意力集中在呼吸上。只需三次深呼吸，就可以镇静神经系统，放松心灵，因为深呼吸可以将新鲜的氧气注入机体系统和细胞。仅用一分钟，就可以让精神放松并集中在一个简单的想法或声音上，从而帮助心灵恢复平静。

长时间精神高度紧张会导致血压升高。当人们有压力时，往往会忽视身体，养成不健康的习惯。压力会让人感到筋疲力尽、心情沉重。如果没有良好的睡眠释放白天的压力会导致人第二天感到疲倦或迟钝，于是人们会摄入高糖食品和饮料来补充短期能量。糖代谢之后，低血糖会让人更加迟钝和疲惫。这时，你会不想锻炼，导致活动量下降，引起血压升高。而冥想可以帮助人们放松心灵，找回生活中的宁静，这有助于防止血压升高。每天花点时间让自己安静下来，排除杂念，将注意力集中在一件事上。随着时间的推移和练习的增加，这种冷静地集中注意力的方式能够帮助你降低血压。

焦虑在当今快节奏的社会中很常见。生活加诸人们很多负担，人们也常常

基弗·赛克斯（KEIFER SYKES）

威斯康星大学绿湾分校
奥斯丁马刺队，控球后卫

瑜伽让我在很多方面都受益匪浅。跟其他事情（运动）相比，瑜伽提高了我的专注力，帮助我在整个比赛过程中始终保持头脑清醒。我喜欢瑜伽中的冥想和放松练习，所以在比赛之前，我喜欢冥想比赛中需要完成的任务。通常情况下，我能够对比赛中的良好表现进行心理预演，这有助于放松身心，让我提高控制力，为比赛做好准备。

使自己承担太多东西。出现焦虑症状（比如呼吸急促、胸闷）时，人会感到脆弱和孤独。随着练习冥想的时间和经验的增加，练习者会逐渐形成一种意识，知道焦虑出现时该如何应对。比如何时开始冥想，闭上眼睛，让精神随着呼吸平静下来。让精神集中在呼吸上，呼吸要深，时间要长，速度要慢，根据个人情况决定深呼吸次数，以便放松身心。在面对意想不到的情况和不必要的焦虑时，冥想可以帮助大家冷静下来。

这是一个简单的冥想练习，可以帮助大家入门。

1.坐或躺在一个让人感到舒适的地方，比如椅子、沙发、瑜伽垫或冥想垫上。

2.闭上眼睛。

3.全身放松。

4.清除杂念，自然呼吸。

5.呼吸时将注意力放在身体上。让意识始终集中在身体上，排除杂念，同时让身体更加放松。如果思绪开始杂乱，重新将注意力集中在身体和自然呼吸上。

6.每次练习1分钟后，尝试增加1分钟的练习时间。

当大家准备好进一步探索冥想世界时，请尝试以下方法。看看哪种方法最适合你。

引导冥想

这种冥想通过手机、电视或电脑播放音频来获得引导，可以说是最简单的冥想方式之一。预先录制的声音会每天一步步引导大家进行练习，让人进入深度放松的状态。引导冥想时，说话的人会利用可视化和想象的方法建议大家在日常生活中做出积极的个人改变。冥想过程中，在聆听积极建议的同时，练习者会被带入一个深度放松的状态。引导冥想可以帮大家清除杂念和不必要的想法。它会带来积极的、鼓舞人心的影响，让人进入更深入的平静和安宁。

集中冥想

这种冥想方法强调只关注一件事情。大家可以将注意力集中在呼吸上，或是盯着蜡烛，或是在脑海中重复一个词。如果大脑处于游离状态，请将注意力拉回到自己之前关注的物体或是词语上。将注意力集中在呼吸时，要注意每次呼吸的长度。试着计算自己进行一次顺畅的、缓慢的深吸气所需的时间，然后计算呼气需要的时间。随着时间的推移和练习的增加，大家会发现自己每次吸气和呼气的时间会不断变长。

点燃蜡烛将其放在附近的桌子或地板上，也可以帮助大家集中精神进行冥想。用舒服的姿势坐着，全身放松。凝视蜡烛，摒除一切杂念。将注意力集中在火焰的形状和高度变化上。

集中冥想的最后一个方法是在脑海中不断重复一个词或一句话。在一个让人感到舒适的空间里，闭上眼睛。选积极的、鼓舞人心的一个词或一句话。呼吸几下，开始在脑海里平静而缓慢地重复那个词或那句话。这时，如果有其他想法或涌入大脑，练习者要立刻忘掉它们，回到自己的词或句子上。练习经验丰富以后，尝试每次坚持更长时间。通过练习，练习者会获得平静和放松，注意力会更加集中，能更轻松地排除杂念。

散步冥想

散步冥想对于高压力人群来说是个很不错的选择。选择一条安静的、能让人放松的小路。找到让人感觉舒适、温和、不费力的步速。专注于自己的双脚和迈出的每一步。感受脚跟和地面的每一次接触，感受向前迈出的每一步。感受每次抬起脚后跟，又再一次向前迈去。每迈出一步时，感受脚的动作和每一步的运动。去体会细节，比如袜子和皮肤的摩擦、紧绷的脚踝，或是运动的平静。聆听环绕在周围的声音，比如叶子在风中飘落的声音，小鸟的鸣叫，自己迈出每一步的声音。感受周围的环境——生机勃勃的草木、湛蓝的天空，和环境融为一体。随着身体的移动，深呼吸。这是一种简单温和的运动方式。散步冥想能促进周身血液循环，同时放松身心。

其他一些冥想技巧也可以纳入练习范围。冥想方式不分高下，都是为了放松心灵，让大家花一些时间来恢复精力，养成平和的生活态度。

心理预演

为了职业发展，运动员要进行身体训练，也需要心理训练。本书介绍的引导心理预演是为运动员的心理健康设定的。例如，一名足球运动员可能会这样想象比赛当天的景象：穿上制服，穿过隧道来到球场，在比赛中获胜。让瑜伽技巧符合运动员的特定需求，这是本书与众不同的地方，这种练习效果非常不错，值得尝试。

运动员进行身体训练，不断突破身体极限，但是心理上呢？在为某项活动或运动进行训练时，运动员应该问问自己这个问题。心理是一个强大的动力。大家可能想象不到，（对运动来说）就算心理素质的重要性不能超越身体，至少也和身体一样。锻炼心理素质与身体同样重要。心理预演是锻炼运动心理素质的好方法。

心理预演帮助人们利用深度思考和想象来实现目标。借助深度思考进行心理预演的方法之一类似于做白日梦。做白日梦是在自己想要实现的梦想或目标中畅游。想象自己实现梦想那一刻。人们可以在玩电脑时做白日梦，也可以在看电视时或是在商店等待结账时做白日梦。心理预演的其他方法类似于冥想，比如舒服地坐着或躺着，集中精神去想自己的愿望或是希望发生的事情，想象它发生的全部过程，一遍一遍反复想。请任选一种方式，开始你的心理预演练习。

每个人都应该在日常生活中进行心理预演。大家可能期待事业有成、赚更多的钱、改善生活、找到爱情，或者期待某些特定的事件发生。心理预演适用于所有有目标和愿望的人。我们必须把注意力放在自己的愿望或目标上，从而形成强大的精神动力。

为了发挥心理预演的作用，请让自己在一个舒适、放松的空间里独处。闭上眼睛或是凝视远方，确定自己的愿望是什么。在脑海中想象自己正一步步走向目标。你可能想要完成一次射门、拦截或是抛球，也可能想要提高跑步速度。请在脑海中不断重复这些画面，用心感受达成愿望时成功的感觉和喜悦的情绪。你要不断调整自己来完成任务。即将梦想成真时，一切会变得熟悉，这会减少那一刻的来临对神经的刺激，使你更有可能获得成功。

将这些心理活动和感觉应用到心理预演，就是在进行心理训练。练习者会感觉到心跳加速、呼吸节奏变快，血液流动速度加快，就好像正在运动一样。

当练习者沉浸在比赛和胜利中，身体会产生一种兴奋的感觉。处于心理预演状态时，身体上的感觉会刺激交感神经系统，产生"逃跑或战斗的反应"。当练习者处于真实环境中，同样会有这些感觉、情绪和身体反应。

将心理与情绪联系在一起，就是心理训练。它可以强化心理预演，使之更容易成为现实。运用心理预演可以促使大家更努力地练习，不放弃自己的理想。此外，心理预演将使运动员在运动的关键时刻充满信心。身体方面准备充分不一定会带来胜利，心理预演也是一样。运动员可能在精神上已经为比赛做好了准备，但结果可能并不如人意。不要放弃！继续练习，要有耐心，有信心，坚信令人满意的结果会在适当的时机出现。

以下是我曾经让专业运动员练习心理预演的一种方式。这是基本练习，对运动员来说很简单，也很容易理解，又能够起到很好的作用。用这种简单的方法指导运动员进行心理预演，能帮助他们在赛场上更加努力。

赛季开始之前，我开始让运动员们进行心理方面的训练，通过简单的例子来指导他们练习心理预演。课程结束时，我让他们躺在地上，闭上眼睛，按照我的指示开始心理预演。我们从比赛当天准备活动的预演开始。接下来，我让他们想象自己穿过隧道走进球场，听到整个体育场的群众的欢呼声和叫声。他们将走进球场，各自就位，准备开始比赛。然后，我会引导他们想象自己正在球场上进行比赛，体会在赛场上的感受。我让每个运动员去寻找他想要获胜的比赛中的某个时刻或动作。我要他们一次次在脑海中重演那个时刻，看着自己比赛，聆听周围的声音，体验身体的感觉和内心的情绪，让所有这些在脑海中不断重复，次数越多越好。

当大家安静地坐在家里或是用午餐时，都可以进行心理预演。

特拉蒙·威廉姆斯（TRAMON WILLIAMS）

（美国）全国橄榄球联盟侧卫

芮安娜（Ryanne）在瑜伽课上教我们练习心理预演。通常我们先进行紧张的瑜伽课程，在课程即将结束时，她会让我们做几种放松练习，心理预演就是其中一种。我发现心理预演可以让我放松，将我带入一个平静的、自己了解的世界，甚至将我带入赛前准备的环境中。当我练习心理预演的经验多了以后，这种心理预演开始自然而然地发生。躺在床上准备睡觉时，我会自然地开始心理预演。即使在清醒的状态下，我也可以心理预演我当时需要什么。有人可能会说这是做白日梦。我感觉做白日梦时思绪是任意的，不受控制的，但是我明确知道我想要预演的是什么。心理预演开始对我在球场上的表现有所帮助，甚至让我在日常生活中受益。当我准备和对手比赛时，我发现我可以自然地在心理预演特定的比赛场景和比赛中特定的时刻。我同时进行了身体和精神上的准备。这就像是在那一刻来临之前我已经身临其境了。我可以看到自己用从视频里学到的技巧比赛，甚至看到自己已经练习了一周。在一周的练习中，我可能会在我心理预演的比赛中或某一时刻失败。心理预演让我觉得球场对我来说不再那么大。我能完全集中注意力，做好充分的准备。我的精神从来没有松懈过，因为我一直有充分的心理准备，即使放松时也是如此。如果能够学会心理预演，这将是一项强大的技能。

总结

本章强调了整理运动、放松、冥想及心理预演的各种好处。本章列举了一些例子，大家可以从中选择最适合自己的方式进行训练。保持冷静并沉浸其中，有助于提高运动表现和身心健康。

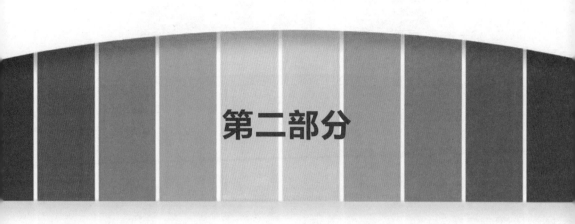

第二部分

针对特定
运动专项的
训练体式

第10章

橄榄球：不同部位的拉伸练习

　　橄榄球运动中有很多动作，每种动作都对应不同的拉伸练习，这些练习可以帮助运动员获得好的运动表现。本章介绍的体式可以帮助橄榄球运动员避免在球场上受伤，增强其运动表现。橄榄球运动员的受伤范围下至腿和脚踝，上至肩关节和手臂。针对这些特定部位进行训练，可以减少受伤概率，提高速度和灵活性，从而有助于实现断球、抢球和控球。除了这些特定部位以外，橄榄球运动员还应该对全身，而不只是针对身体的某个部位进行拉伸，因为这对其在球场上的其他动作有帮助。为应对比赛中所出现的各种情况，球员很多时候都要在瞬间做出不同的反应动作，这些动作很容易牵扯到身体不经常进行拉伸的部位，比如脚踝。大多数运动员更多关注大块肌肉的拉伸。而跪坐在脚踝上／脚趾撑地跪坐式对防止崴脚、脚踝扭伤及脚趾伤非常有帮助。瑜伽可以让这些部位变得灵活，使之有更强的适应力。

　　本章介绍的适用于橄榄球运动的体式是针对全身各个部位的。挑选出来的体式针对的都是橄榄球运动员经常感觉紧绷或容易受伤的部位。运动员在练习这些体式时，每种体式保持 10～20 次呼吸或是更长的时间。练习的时候，应试着让肌肉放松，而不是与拉伸肌肉较劲。在身体更紧绷的那一侧，应重复练习这些体式，或保持姿势的时间更长一些。这样练习可以帮助运动员的肌肉处于放松、灵活的状态，为下一次的比赛做好准备。

跪坐在脚踝上／脚趾撑地跪坐式

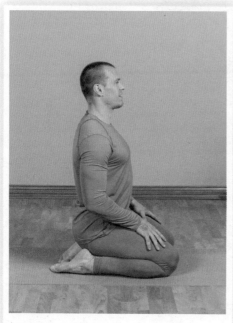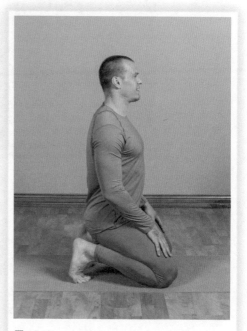

图 10.1a

图 10.1b

　　无论是在天然草坪还是人造草坪上，橄榄球比赛或是训练都有可能会造成足、踝部受伤。跪坐在脚踝上／脚趾撑地跪坐式拉伸动作可以帮助拉伸足部的小肌肉群，放松脚踝，提高脚踝的灵活性。从下犬式开始，屈双膝，向下跪在垫子上，双手双膝撑地。保持脚趾向下弯曲，双手向膝关节移动，同时髋部慢慢向脚后跟方向移动。挺胸，肩关节位于髋部正上方。坐直，进入跪坐在脚踝上的体式（图 10.1a）。然后，双手向前移动，回到跪地姿势。伸直脚趾，双手再次移动到膝关节。坐在脚后跟上，进入脚趾撑地跪坐的体式（图 10.1b）。每种体式保持 10 ～ 20 次呼吸的时间。

金字塔式（瑜伽砖辅助）

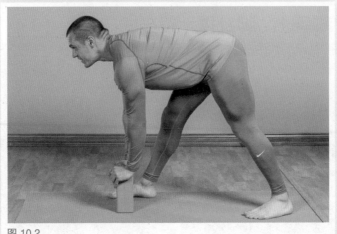

图 10.2

　　橄榄球运动员的爆发力和速度会导致腘绳肌紧绷，因此橄榄球运动员经常会发生抽筋和腘绳肌受伤的情况。金字塔式对练习腘绳肌运动的灵活性来说非常重要，可以预防受伤。从下犬式开始，右脚上前一步，位于手腕后方。左脚向前跳一步，再向左侧跳一步，双脚分开，站在垫子上，与髋同宽。将一块瑜伽砖竖立在右脚内侧。双手放在瑜伽砖上，双臂伸直，肩关节放松，远离耳部，脊柱伸直。右脚用力蹬地，伸直右腿，髋部正对垫子前端（图 10.2）。进入使用瑜伽砖的金字塔式。

弓式

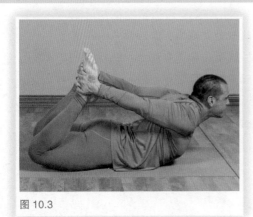

图 10.3

　　橄榄球运动员在断球或加速跑时，身体往往会前倾。弓式不仅帮助运动员通过开胸和展肩，减少身体前倾问题，还能够帮助其拉伸腰部和身体正面的肌肉，比如髋部屈肌和四头肌。腹部着地，趴在地上。双臂伸直，位于身体两侧。屈双膝，双手向后，抓住脚踝。双脚向后与手心对抗，抬高双脚（图10.3）。同时，胸部向前伸展，保持脊柱伸直，腰部不要下沉。进入弓式时，保持目视前方。可以采用上犬式作为该体式的变式。

战士第三式（腿部运动）

平衡能力对橄榄球运动来说非常关键。地面原因（平坦情况）以及瞬间反应有时会要求球员在做各种动作的同时保持身体平衡。战士第三式（腿部运动）训练的就是运动员在各种动作下保持平衡的能力。从下犬式开始，右脚上前，置于双手之间，用右腿支撑身体平衡，上身和左腿与地面平行（图10.4a）。左腿弯曲，靠近胸部，进入站立姿势，右腿支撑身体平衡（图10.4b）。左腿向前伸直（图10.4c）。保持左腿抬高，慢慢经左侧转到身后，进入战士第三式。慢慢重复该体式，练习3～5组。可以保持战士第三式姿势而不添加腿部运动，作为该体式的变式。身体失衡时，可以借助瑜伽砖保持平衡。

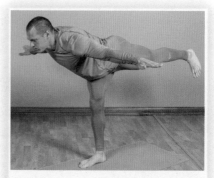

图 10.4a

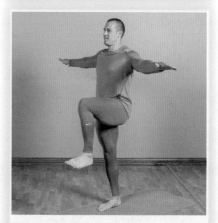

图 10.4b

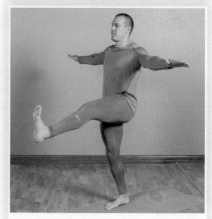

图 10.4c

双手触地高弓步式

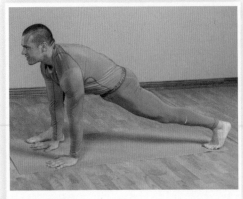

图 10.5

股四头肌都是大块肌肉，这些肌肉对橄榄球运动员跑、跳、蹲等动作非常重要。双手触地高弓步式有助于拉伸股四头肌和髋部屈肌。从下犬式开始，右脚上前一步，置于双手之间，保持左膝抬离垫子。双手放在垫子上，位于右脚内侧，右脚移动到垫子右侧边缘。双手推地，保持双臂伸直，肩关节放松，远离耳部。右膝向前弯曲，同时左脚后跟向后用力蹬，髋部下沉（图 10.5）。保持挺胸状态。

鸽子式到 T.W. 侧鸽式

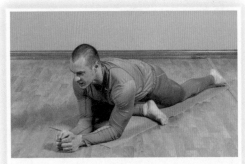

图 10.6a

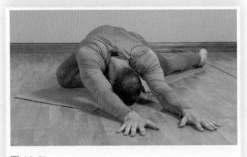

图 10.6b

橄榄球运动员在球场上需要进行快速横向移动。从下犬式开始，右膝贴近胸部，置于垫子上，位于右手后侧。左膝放松，贴地，左腿向后移动，同时髋部向后移动。髋部正对垫子前端，前臂下落。两肘分开，向下放到地上（图 10.6a）。保持此姿势，呼吸 5 次。双臂向垫子左侧移动，同时右髋部向后用力推。右臂向左侧伸展，头部放松，低头（图 10.6b）。

转肩式（伸展带辅助）

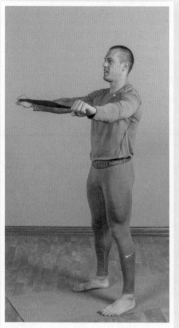
图 10.7a

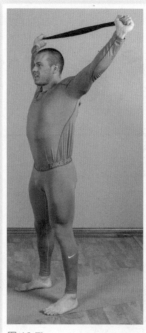
图 10.7b

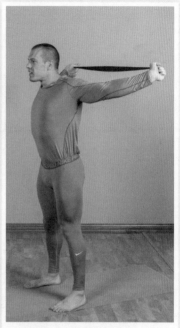
图 10.7c

　　转肩（伸展带辅助）体式的练习能让所有位置的球员都受益匪浅。该体式的练习能够让球员在断球、接传球时手臂进行各个角度的旋转。站在垫子上，双手握住伸展带，双手分开，大于髋部宽度，手臂向前伸直（图 10.7a）。手臂举过头顶（图 10.7b），手臂向后下落（图 10.7c）。双手沿着绳子向两侧移动，使手臂能够下落到身后。手臂缓慢向上举起，转到身体前方。当肩关节放松后，逐渐缩小双手之间的距离。

膝碰肘式

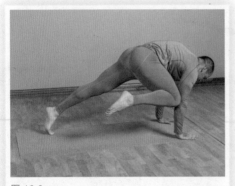

图 10.8a

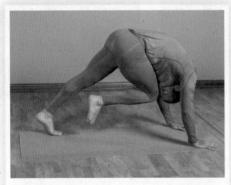

图 10.8b

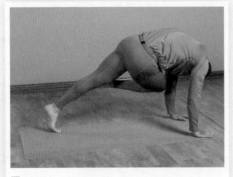

图 10.8c

强壮的核心肌群是所有动作的力量来源，不论对速度、敏捷度还是力量都很重要。该体式是平板式的演变动作，用于锻炼核心肌群。从下犬式开始，吸气，右脚向上抬起，进入单腿下犬式。屈右膝，向前移动呈平板式，肩关节位于手腕正上方，右膝靠近右手肘（图10.8a），收紧核心，回到单腿下犬式。屈右膝，向前移动呈平板式，右膝靠近鼻子（图10.8b），回到单腿下犬式。屈右膝，向前移动呈平板式，右膝靠近左手肘（图10.8c），以下犬式结束动作。换左腿重复该系列动作。

半十字交叉式

肩部开阔、灵活可以预防肩关节受伤，还可以保护肱二头肌和肱三头肌，防止肌肉撕裂和拉伤。俯卧在地上，腹部着地，用双臂支撑起上身，手肘位于肩关节正下方。翻转右手，手心朝上，右臂移动到左肘后方，向左侧方向伸直。左臂向前伸展，同时胸部下落（图10.9）。左腋窝向地面下落。回到开始的姿势，换另一侧身体重复以上动作。

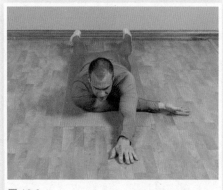

图 10.9

仰卧扭转式（伸展带辅助）

橄榄球运动中，长时间奔跑和其他快速多方向的动作，都会导致髋部紧绷。该体式能锻炼运动员的灵活性和柔韧性，使他们在球场上能迅速做出反应。仰卧，抓住伸展带，将伸展带套在右脚跖球上，右腿伸直，指向上方。右手抓住绳子两端，右腿向身体右侧下落，眼睛看向左侧（图10.10a）。右腿缓慢抬起，回到原位。左手抓住绳子两端，右腿向身体左侧下落（图10.10b），靠近地面的程度由个人决定。眼睛看向右侧。右髋部向前转动，保持右脚跟用力蹬，伸直右腿。交换双腿重复以上动作。

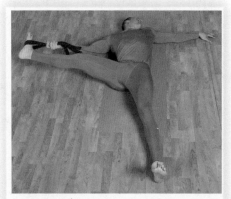

图 10.10a

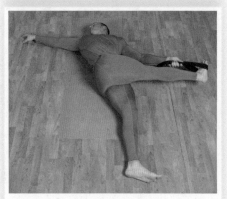

图 10.10b

坐姿半转颈式

橄榄球头盔比一般的头盔轻，但是每当新赛季开始时，戴头盔总会让人颈部紧绷、僵硬。坐姿半转颈式简单但有效，可以让颈部保持放松、灵活的状态。坐直，肩关节放松，远离耳部。下巴靠近胸部，慢慢转动头部，让右耳靠近右肩（图 10.11a）。头部继续向前转动，靠近胸部，然后转向左肩（图 10.11b）。慢慢从肩关节一侧转到另一侧。然后头部逐渐转到中间，抬高。头部后仰，放松，抬起下巴（图 10.11c），然后将头部从右肩转到左肩。

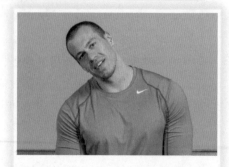

图 10.11a

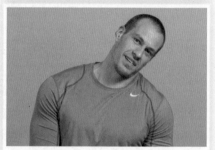

图 10.11b

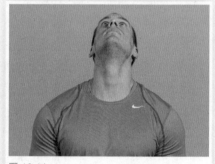

图 10.11c

总结

本章介绍的所有体式都是针对专业橄榄球运动员的，每个球员都能从中受益匪浅。没有哪个球员愿意因为受伤而错过比赛，所以，花些时间去练习本章中的每一个体式。将它们作为日常拉伸练习的一部分，有助于让身体保持放松和灵活状态，为比赛做好准备。

第11章

跑步：不仅依靠腿部

跑步运动员通常认为，要想成为一流的运动员，只需专注腿部训练就可以了。实际上他们还需要提高肩关节的灵活性，加强核心力量，提高脊柱、髋部及相关结缔组织的柔韧性。手臂前后摆动可以提供冲力，这种重复性动作会造成肩部僵硬。腘绳肌和股四头肌是跑步运动员在短跑和长跑中的恒动力来源。跑步对身体要求很高，因为跑步过程中有重复性动作，还要保持前倾姿势。为防止肌肉紧张造成受伤，跑步运动员需要做日常拉伸训练。本章介绍的体式可以满足跑步运动员的所有需求，还能缩短其肌肉恢复的时间，让运动员们更容易继续训练。在每一项拉伸训练中，请尽量保证5～10次呼吸，然后换身体另一侧重复相同动作。

平板式列（髂胫束伸展）

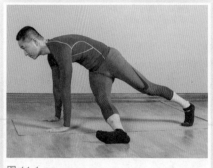

图 11.1

与水泥地面持续撞击会造成某些部位的肌肉僵硬或损伤，髂胫束就是其中之一。简单的拉伸训练比如平板式（髂胫束伸展）可以缓解那种烦人的疼痛，让髂胫束远离伤害。从平板式开始，右脚屈曲，右腿向左侧伸直，脚部着地。尽量让脚趾与手指位于一条直线上（图11.1）。右髋向下转动，同时锁骨向前，身体伸直。

坐姿前屈式

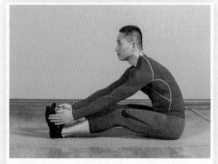

图 11.2

跑步运动员容易腘绳肌紧绷，导致腰部疼痛。坐姿前屈式可以让腘绳肌处于放松的状态。坐在垫子上，双腿向前伸直，并拢，双脚屈曲。双手沿着腿部向下移动，靠近双脚，双手握住双脚。手肘向身体两侧弯曲，身体向前，脊柱伸直（图11.2）。如果手够不到脚，可以在脚上套一根伸展带，微微屈膝，拉伸腘绳肌。

低弓步式

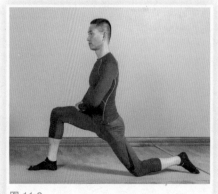

图 11.3

维持平衡是跑步运动员保持匀速的关键。股四头肌是跑步运动中会用到的重要肌群，低弓步式股四头肌演变动作可以帮助拉伸股四头肌，维持腿部平衡。从下犬式开始。右脚上前一步，置于双手之间，左膝贴地。双手放在右大腿上，抬高身体，同时向前做弓步姿势（图11.3）。然后，髋部略微后移，屈左膝。再次向前做弓步。交换双腿重复以上动作。

船式到半船式

强壮的核心肌不仅可以保护背部，还有助于姿势的练习，可以帮跑步运动员在速度上有所提升。坐在垫子上，屈双膝，双脚平行放在地上。双手环抱腘绳肌，身体坐直。上身后仰，双脚抬离地面，用坐骨维持身体平衡。双手放松，手掌向上（图11.4a）。双腿伸直，身体呈 V 形，这是船式。呼气，身体和双腿慢慢下落，以半船式悬于地面上方（图11.4b），然后吸气，向上抬起身体回到船式。做两组练习，每组重复上述动作5～10次。

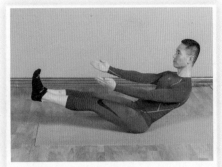

图 11.4a

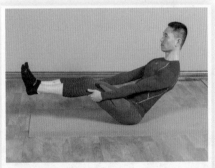

图 11.4b

半鱼王式

跑步时，要保持身体重心前倾，很少有横向运动和身体扭转。半鱼王式有助于缓解侧身和中后腰部的僵硬。坐在垫子上，双腿向前伸直。右膝弯曲，靠近胸部，右脚放在地上，位于左大腿外侧。右手撑地，位于髋部后方。左臂环抱右膝。右手推地，伸直脊柱，身体转向右侧（图11.5）。然后换另一侧重复以上动作。

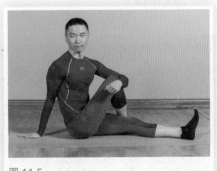

图 11.5

跑者弓步式

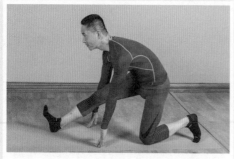

图 11.6

跑者弓步式可以让腘绳肌放松，动作变得灵活，还可以帮助运动员远离疼痛和受伤。从低弓步式开始，右脚在前。左脚脚趾向下弯曲，髋部向左脚方向后移，直到右腿伸直。右脚屈曲，双手向前移动（图 11.6）。目视前方，脊柱伸直，右髋部向下转动。然后换另一侧重复以上动作。

桥式

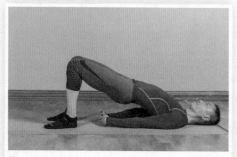

图 11.7

跑步时双脚反复撞击水泥地面的力也会传递到背部造成背部紧张。后仰姿势比如桥式可以缓解肌肉紧张。仰卧，屈双膝，双脚分开，踩在垫子上，与髋部同宽。双臂伸直，放在身体两侧。双脚蹬地，胸部向上挺起，伸直脊柱。肩关节向下移动，手指交叉，双臂压向地面（图 11.7）。

开胸式

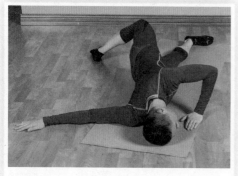

图 11.8

跑步运动员在跑步时往往会身体前倾。这种前倾姿势会使肩关节逐渐旋前，造成胸部和肩关节肌肉僵硬。开胸式有助于增加胸部和肩部前侧的肌肉，从而产生身体被打开的感觉。趴在地上，腹部着地。看向右侧，右臂向右伸直，与肩关节位于同一水平线上，手掌向下。然后看向左侧，头部放松，贴于地面，同时左手置于左肩下方。屈左膝，左大腿抬离地面，同时左腿移至右腿后方，左脚着地（图 11.8）。左手推地，左肩向后转，深度拉伸。然后换另一侧重复动作。

站立手抓大脚趾式

地面不平及天气因素都会影响跑步运动员的平衡能力。站立手抓大脚趾式可以训练运动员对自然因素的适应力。站在垫子一端，重心放在左脚，右膝弯曲，靠近胸部。用右手食指和中指勾住右脚大脚趾。手指在大脚趾和第二趾之间抓紧，这样右肩可以向外旋转。右脚向前伸，右腿伸直。左臂向左侧伸展，与肩同高，或者左手支撑在墙上（图11.9）。站直，右腿慢慢移动到身体右侧，同时左臂向左侧伸展，左手与肩关节同高，看向左侧。然后换另一条腿重复以上动作。

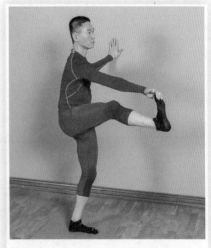

图 11.9

牛面坐式

跑步时髋部不断做重复运动，牛面坐式可以缓解髋部外侧肌肉的紧张。坐在垫子上，双腿向前伸直。右膝靠近胸部，右腿跨在左腿上，膝关节叠在一起。底部的腿弯曲，左脚滑到右髋部旁边。双手向前移动，胸部靠在右大腿内侧，下巴抵在右膝上（图11.10）。然后交换腿重复以上动作。

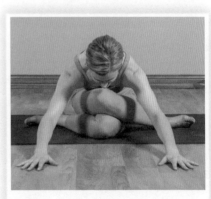

图 11.10

侧弯低弓步式

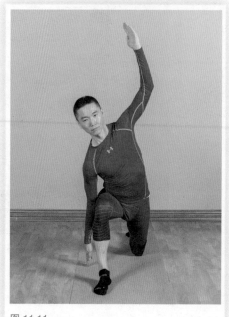

图 11.11

股四头肌是跑步运动中应用最多的肌肉群之一，因此保持股四头肌放松是获得良好运动表现和预防受伤的关键。侧弯低弓步式可拉伸股四头肌。从下犬式开始，右脚上前一步，位于双手之间，右膝跪地，呈低弓步式。两手放在右侧大腿上，髋部向前移动。右臂放松，垂在身侧，左臂向上举。身体开始靠向右侧，右臂下落，手碰地面。左臂向上伸展，轻轻向后移动，打开胸部，让髋部保持在低弓步姿势（图 11.11）。然后换另一侧重复以上动作。

总结

要想在跑步运动中获得良好表现，必须让全身各部位都运作良好。虽然跑步用的是双腿，但是也需要上身来提高冲力和速度。本章介绍了跑步运动员需要进行放松的部位，只有保持核心肌强壮，才能提高速度，减少受伤。

第12章

足球：平衡各项练习

　　足球运动员最容易受伤的部位是膝关节和脚踝。下肢扭伤和拉伤在足球运动中很常见，而且往往很严重。其他的损伤包括腹股沟拉伤，胫骨和小腿拉伤，胫纤维发炎，跟腱炎和肌腱炎也时有发生。通过拉伸腘绳肌、四头肌、胫骨内侧及小腿，可以减轻这些伤害。此外，足球运动员还需要做平衡练习，确保脚踝足够强壮，提高瞬时决策能力和动作反应能力。在快速跑跳时，运动员可以通过手臂力量增加冲力，但这样做会造成上身肌肉紧张。瑜伽枕可以帮助运动员通过日常的低强度练习来增加关节的力量。本章中介绍的体式涵盖了上述所有方面。每种体式保持5～10次呼吸的时间，然后换另一侧重复动作。

半蹲式

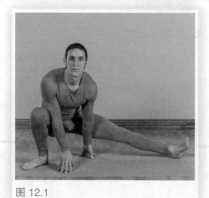

图 12.1

足球项目要求运动员速度快，能够完成瞬时动作。半蹲式可以保持大腿内侧肌肉放松，帮助运动员达到上述两个要求。站在垫子一端。左脚向后一步，左脚转向左侧，两腿分开，站在地上。脚趾略微向外转，不要让双脚平行。身体向前折叠，双手撑地。屈右膝，膝关节不超过脚尖，双手向右脚移动，同时左腿伸直，左脚脚趾指向上方（图12.1）。右脚跟着地，髋部下沉，挺胸。然后交换腿重复以上动作。

鸽王式

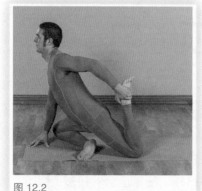

图 12.2

足球需要爆发力，运动员会有横向跑、向前向后跑、快速停止等动作。需要强壮的股四头肌来保持动作流畅、敏捷。从下犬式开始，右膝弯曲，靠近胸部，将右膝置于右手腕后方。左膝着地。左脚向左手方向移动，左腿伸直，髋部向后向下移动。屈左膝，左手向后抓住左脚。髋部和肩关节正对垫子前端，同时左脚慢慢拉近左髋部（图12.2）。

甘蔗式

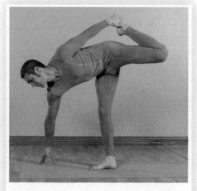

图 12.3

室外足球场的特点是地面不平。在室外足球这种速度型运动中，运动员需要随时做出各种动作。甘蔗式可以帮运动员练习平衡能力，加强足、踝部力量。从下犬式开始，右脚上前一步，位于双手之间，右臂向前伸展，略微偏向左侧。身体向上抬，右脚支撑身体平衡，保持右手指尖着地，位于右肩下方。左臂向上抬起，左腿向后伸直，与髋部同高。屈左膝，左手拉住左脚（图12.3）。左脚向左手心方向推，打开胸部和肩部，保持身体平衡。然后换另一侧重复以上动作。

狗伸展式的变式

对足球运动员来说，双腿是最重要的动力来源，同时，上身的灵活性有助于提高速度，增强弹跳力。狗伸展式的变式需要两块瑜伽砖，可以帮助放松肩关节，提高身体灵活性，增加速度和弹跳高度。双手双膝着地，趴在地上。在垫子一端并排放两块瑜伽砖，间距大约 2.5 厘米。右肘放在右侧瑜伽砖顶部，左肘放在左侧瑜伽砖顶部。双手合十，膝关节后移，肱三头肌向瑜伽砖方向下落。头部和胸部向下放松，位于两个上臂之间。弯曲双肘，拇指放到背部上方（图 12.4）。

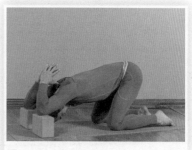
图 12.4

雨刷式

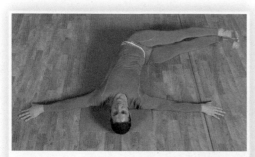
图 12.5a

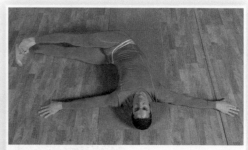
图 12.5b

足球运动中的各种扭体和转身动作都要求运动员有强壮的核心肌。雨刷式的动作可以加强腿部侧向运动时的核心力量。仰卧，双臂沿着肩关节向身体两侧伸展，手掌向下。双膝弯曲，向上靠近胸部，双腿向上伸直。腰部压地，核心肌收缩，双腿向右侧下落，悬于地面上方（图 12.5a）。双腿慢慢回到中间部位，然后继续向左侧下落，悬于地面上方（图 12.5b）。按这样的体式用腿部慢慢进行侧向运动。

三角式

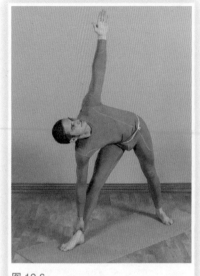

图 12.6

为免于受伤，运动员的身体必须保持平衡。保持腘绳肌放松并免于受伤，对足球运动员来说非常重要。三角式可以为足球运动员提供最好的腘绳肌拉伸练习。从下犬式开始，右脚上前一步，位于双手之间，挺起上身，呈站立姿势。右脚跟与左脚足弓位于同一条直线上。左脚脚跟略微向后转。左髋略微向后转动，右臂向前伸直。上身前倾，手臂向前，右髋部向后推。伸展，直到右侧腘绳肌感觉到拉伸。然后右臂放松，向下置于胫骨或是脚踝上。左臂向上伸展，位于肩关节上方，保持两臂在一条直线上，左右两侧髋部在同一水平面上（图 12.6）。然后换另一侧重复以上动作。

俯卧脊柱扭转式

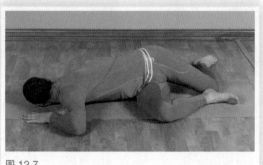

图 12.7

足球运动中，运动员双腿运动量最大，但上半身也同样要用力。充分练习俯卧脊柱扭转式可以拉伸上半身，让紧张的肌肉放松。坐在垫子上，屈双膝，双脚分开，与垫子同宽。双手向后放在地上。双腿向右侧下落，着地。左手靠近右手，右髋部向后移动，位于左髋部正下方。上身向下转动，双手移向外侧，胸部下落。头转向右侧，贴地放松（图 12.7）。然后换另一侧重复以上动作。

轮式

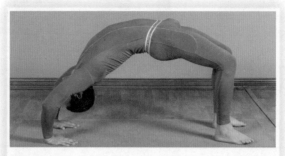

图 12.8

对足球运动员来说，轮式是一个完美的体式，因为它可以帮助运动员打开并拉伸运动员的整个上半身，锻炼脊柱和背部的柔韧性。仰卧，屈双膝，双脚分开，与髋部同宽。双臂举向上方，肘部弯曲，手掌置于肩关节下方，手指指向双脚方向。髋部向上提起，手掌脚掌推地，撑起身体，同时放松颈部，头部后仰（图 12.8）。

蛙式

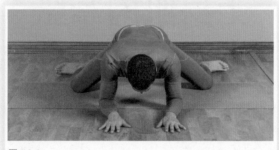

图 12.9

足球运动员感到髋部和双腿疲劳过度时，可以用蛙式进行拉伸。从下犬式开始，双膝下落着地。双膝尽量分开，膝关节与髋部保持在一条直线上。双脚屈曲，脚踝与膝关节位于一条直线上。前臂下落（图 12.9），同时确保腿部呈90 度角。胸部下落，深度拉伸。

总结

本章重点介绍了针对足球运动训练和放松会用到的各个体式，每个体式都可以帮助运动员预防在运动中受伤。日常训练中较少运动的肌肉会变得紧张、僵硬，所以这些特定的体式旨在让足球运动员保持身体的平衡性。

第13章

骑行：缓解髋部和
上身肌肉紧张

　　自行车运动员长时间骑行，需要强壮的双腿和髋部以持续踩踏板。让这些经常过度紧绷的部位变得灵活，可以让自行车运动员踩踏板的动作更加流畅。保持肌肉放松和关节灵活，还可以帮助运动员在训练时延长骑行时间，在比赛时有更好的表现。腰部疼痛对自行车运动员来说很常见，这是由于核心和背部肌肉无力造成的。瑜伽可以帮助运动员增强核心力量，提高平衡能力，让他们骑行更稳定，防止比赛期间感到疼痛。长时间骑行时身体前倾，这种姿势会导致肩部前倾，向前向上看会引起颈部僵硬，引起肩颈的不适。瑜伽可以帮运动员打开上身，保持身体平衡，为比赛做好准备。本章介绍的体式针对所有自行车运动员常见的痛疾。每种体式应保持 5 ~ 10 次呼吸的时间。

支撑鱼式

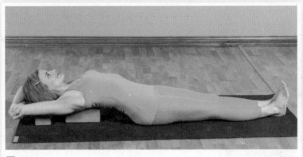

图 13.1

　　自行车运动员在长期训练和比赛中，大多数时间都保持前倾姿势。支撑鱼式与自行车运动员长期自然前倾的姿势正好相反。它要使用两块瑜伽砖。将第一块瑜伽砖平放在垫子中间，第二块放在第一块的后面。背对瑜伽砖坐在前面。慢慢向后倒在第一块瑜伽砖上，瑜伽砖位于两侧肩胛骨中间。头部放松，放在第二块瑜伽砖上。双腿并拢，向前伸直。双臂举过头顶，双手抱肘。双臂放松向下，向后落过头顶（图 13.1）。保持此姿势，配合呼吸。然后交换两手臂的位置重复以上动作。

髋靠墙式

　　自行车运动员骑行时的重复动作会导致髋部紧张。髋靠墙式有助于锻炼髋部肌肉，更好地帮助运动员提高骑行速度并延长骑行时间。开始时，靠墙站立。屈双膝，进入靠墙幻椅式。右脚脚踝放在左侧大腿上，保持右脚屈曲。身体前倾，右手肘放在右脚足弓上。双手贴合，身体向左侧扭转（图 13.2），同时右肘向右足弓推，将右膝向后推。然后换另一侧重复以上动作。

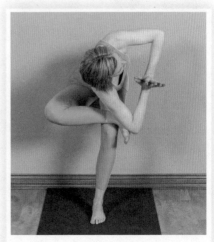

图 13.2

宽腿前屈式

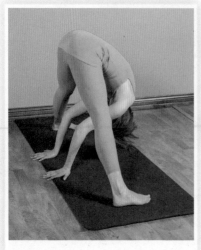

图 13.3

自行车运动员踩脚踏板的推拉动作会大量用到腘绳肌。宽腿前屈式能拉伸自行车运动员骑行所需要的腘绳肌。从下犬式开始，右脚上前一步，位于双手之间，抬起身体，呈站立姿势。右脚向左转，两脚平行。身体向前折叠，头部向下伸。双手转动，移动到身后，抓住垫子，进一步伸直脊柱（图 13.3）。

骆驼式

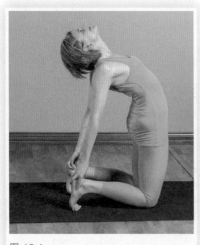

图 13.4

在自行车上长时间保持前倾姿势可能导致腰部疼痛。骆驼式是前倾的相反姿势，可以帮助自行车运动员拉伸腰部，打开并拉伸身体前部。从下犬式开始，双膝跪地，保持脚趾向下弯曲。双手向后移动，靠近膝关节，身体挺直。右手向后抓住右脚跟，左手向后抓住左脚跟。保持大腿向前推，髋部位于膝关节正上方，同时头部放松并后仰（图 13.4）。

鸟王式卷腹式

核心力量训练可以帮助自行车运动员维持背部和上身肌肉强壮。鸟王式卷腹就可以增强上述部位的力量。仰卧，屈双膝，脚放在垫子上。右腿在左腿上方，右脚环绕在左脚踝后方。双臂向上举起，双肘弯曲。右臂绕在左肘下方，缠绕手臂，直到手掌或手背贴在一起。抬起双腿。保持手臂和双腿缠绕在一起，吸气，同时指尖伸过头顶，双腿向前伸（图 13.5a）。呼气，同时抬起头部，右肘靠近并贴住右侧大腿（图 13.5b）。

重复以上动作 10 ～ 20 次，然后换另一侧重复动作。

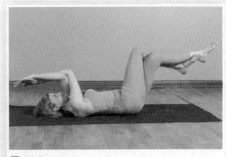

图 13.5a

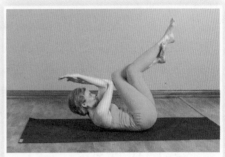

图 13.5b

跪姿转颈式

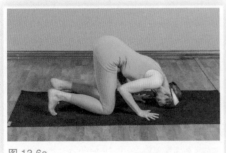

图 13.6a

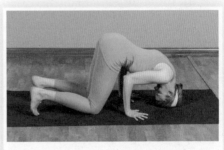

图 13.6b

自行车运动员长期目视前方，经常会感觉颈部紧张或疼痛。跪姿转颈式可以拉伸颈部从而放松颈部肌肉。跪在地上，双手双膝撑地。头部下落，前额贴地，头部放松（图 13.6a）。头部慢慢向前滚动，直到下巴碰到胸部（图 13.6b）。头部慢慢向后滚动，直到发际线处着地。重复以上动作 5 ～ 10 次。

仰卧脊柱扭转式（鸟王腿）

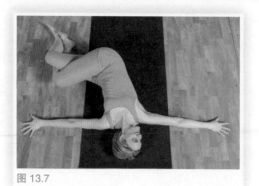

图 13.7

　　自行车运动员经常长期保持一个姿势。仰卧脊柱扭转式（鸟王腿）可以拉伸和扭转身体，从而放松肌肉。开始时仰卧，双臂向身体两侧伸展，双臂放松，手心向下。屈双膝，两脚放在垫子上。右腿放在左腿上方，右脚环绕在左脚踝后方。左脚抬离地面，然后双腿向左侧下落，眼睛看向身体右侧（图 13.7）。放松，深呼吸。然后换另一侧重复以上动作。

靠墙拉伸式

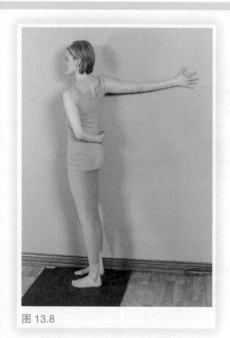

图 13.8

　　骑行时，运动员很容易耸肩，身体前倾，这会导致肩部肌肉紧张。靠墙拉伸式可以缓解肩部肌肉紧张，提高肩部和胸椎的灵活性。开始时，站在墙边，面向墙壁。右手掌贴墙，指向三点钟方向。左手环背在身后。双脚左转，同时身体转向左侧（图 13.8）。身体继续保持左转，直到感受到拉伸为止。倚靠在墙上，停止拉伸，身体转回到原来的位置，面向墙壁。右手贴墙，指向两点钟方向，再一次拉伸。第三次时，右手指向一点钟方向。然后换左臂重复以上动作进行拉伸。

半月式

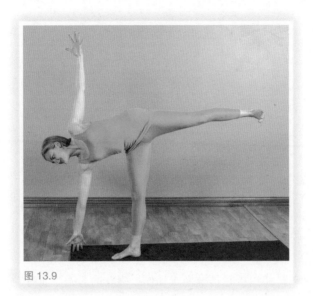

图 13.9

　　平衡对自行车运动员来说十分重要，因为骑行时可能会有许多突发状况发生，他们需要快速判断并处理。从下犬式开始，右脚上前一步，位于双手之间。右手向前伸展，手指触地。左脚离开地面，右脚维持身体平衡。左脚屈曲，左腿抬至与髋部同高。髋部和肩关节位于同一水平线上，左手向上举起（图13.9）。然后换另一侧重复以上动作。

高弓步扭体式

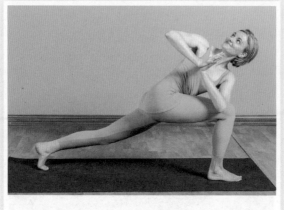

图 13.10

自行车运动员踩踏板时是推挽式动作。强壮的股四头肌有助于提高速度。高弓步扭体式可以对四头肌进行深度拉伸，缓解肌肉疼痛和紧张。从下犬式开始，右脚上前一步，位于右手后方。左脚脚跟离地，身体向上。左肘置于右大腿外侧。双手合十，做祈祷式，身体向右转（图 13.10）。然后换另一侧重复以上动作。

总结

自行车运动员不仅需要强壮的肌肉，还需要灵活的关节，这样他们才能在长期的骑行和比赛中灵活加速。本章介绍了全身瑜伽的所有关键体式，自行车运动员可从这些体式中受益，延长骑行时间，加快骑行速度，同时避免不必要的运动损伤。

第14章

棒球和垒球：保护关节

　　棒球和垒球运动包括很多不同的姿势，需要不同的运动练习。腿部灵活性可以帮助运动员在跑垒时加大步幅，肩关节的灵活性有助于传球，提高运动员在内场、中间和外场的运动技能。平衡力有助于运动员敏捷性的提高。运动员在击球时需要扭转身体，灵活的髋部是力量的源泉。加大髋部的运动范围可以增加本垒击球的力量。本章介绍的体式对每个位置的运动员都有帮助，能帮他们保持平衡能力，为下一次的比赛做好准备。每个体式应保持 5～10 次呼吸的时间。

宽腿前屈式（伸展带辅助）

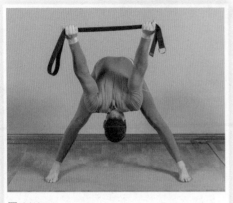

图 14.1

运动员肩关节灵活，才可以准确、快速地投球。宽腿前屈式（使用伸展带）有助于运动员提高灵活性和柔韧性，让运动员精确投球。从下犬式开始，右脚上前一步，位于双手之间，抬高身体呈站立姿势。右脚左转，双脚平行。双手位于身后，分别握住伸展带两端。双手分开，与髋部同宽。身体向前折叠，头部向下伸。双臂抬高，远离腰部，保持指关节向上（图14.1）。然后交换腿重复以上动作。

头碰膝式

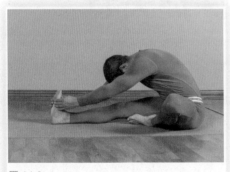

图 14.2

长时间在垒与垒之间冲刺或者捕捉球都要求运动员的腘绳肌保持放松且不能受伤。头碰膝式可以保持双腿灵活，有助于提高瞬时加速。开始时，坐在垫子上。左膝弯曲，左脚贴在右侧大腿内侧，位于身体左侧。右脚回勾，同时双手握住右脚，身体向前折叠（图14.2）。然后交换腿重复以上动作。

猫牛式

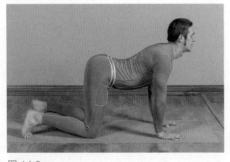

图 14.3a

猫牛式可以让运动员的背部肌肉变得更放松、灵活。开始时，跪在地上，双手双膝撑地。吸气，头部后仰，看向上方，腹部下沉，尾骨向上卷起（图14.3a）。呼气，向下点头收起下巴，双手推地，拱起背部，尾骨内收（图14.3b）。做动作时应配合呼吸。

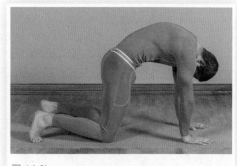
图 14.3b

单腿蛙式

保持双腿平衡对棒球和垒球运动员来说非常重要。赛场上所有运动姿势都会用到四头肌，单腿蛙式有助于四头肌的放松。从下犬式开始，向前移动，进入平板式，腹部下沉。挺起胸部，肘部位于肩关节正下方，双臂贴地。屈右膝，右手向后抓住右脚，手指向前。右肘弯曲，指向上方，同时将右脚向右髋部拉近（图14.4）。然后换另一侧重复以上动作。

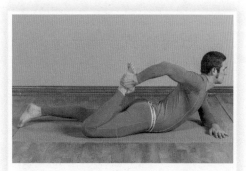
图 14.4

仰卧提臀式

棒球和垒球运动中很多扭体、转动、跳跃及其他动作都需要有灵活的核心区。这个体式在保持核心肌强壮的同时，还能保护背部和上身免受拉伤和疼痛侵扰。仰卧，屈双膝，靠近胸部。双臂伸直，位于身体两侧，手心向下。双腿伸直，举向上方，与躯干保持垂直。保持两腿并拢。腰部压地，呼气，将髋部抬离地面（图14.5）。吸气，髋部慢慢下落。练习该动作时要配合呼吸。

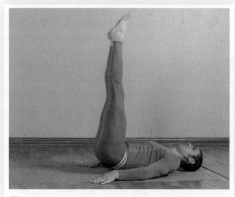
图 14.5

单腿幻椅式

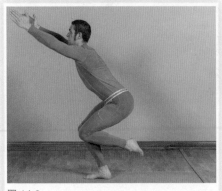

图 14.6

赛场上地面不平对所有运动员的所有动作来说都是挑战。单腿幻椅式可以增加脚踝和腿部力量，重点是提高运动员在赛场上的平衡能力。站在垫子一端，双腿并拢。屈双膝，髋部向后向下坐，双臂举向上方。向右倾斜，重心放在右脚上。屈左膝，左脚抬起，靠近左髋部（图 14.6）。然后换另一侧重复以上动作。

眼镜蛇式

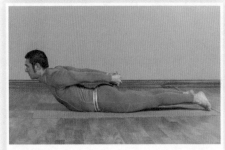

图 14.7

运动员在棒球和垒球运动中完成了各种摇摆、跑步、下蹲工作之后，后仰拉伸通常可以让人恢复活力。眼镜蛇式是帮助运动员放松肌肉的拉伸练习。从下犬式开始，向前移动，进入平板式，身体向下贴地。额头贴地，放松。双臂置于身后，十指交叉。脚背推地，同时抬高头部，胸部向前向上伸展（图 14.7）。保持指关节向后推，作为眼镜蛇式的演变动作。

快乐婴儿式和半快乐婴儿式

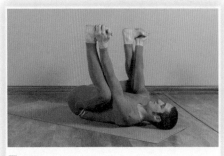

图 14.8a

接球手需要半蹲，时刻准备着站起来去接没有投到位的球或快速球，从而让盗垒者出局。快乐婴儿式和半快乐婴儿式可以有效拉伸髋部。快乐婴儿式开始时，仰卧，把膝关节拉到胸部位置。膝关节分开，双臂位于膝关节内侧。

双手伸到脚踝顶部，分别抓住两脚外侧

边缘。向下拉膝关节（图 14.8a）。半快乐婴儿式由快乐婴儿式开始，左脚放松，放在地上，保持膝关节弯曲（图 14.8b）。继续向下拉右脚。然后换腿重复半快乐婴儿式动作。

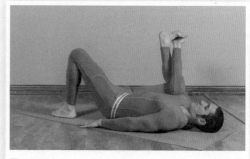

图 14.8b

手腕拉伸式

击球或投球之后，需要对双手和双腕进行拉伸。开始时跪在地上，双手双膝撑地。顺时针方向转动右手，手掌贴地，手指指向右膝。髋部慢慢向后移动，保持右手贴地（图 14.9）。当感觉到手腕拉伸时，停止并保持动作。然后换另一侧手腕重复以上动作。

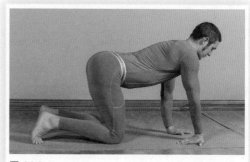

图 14.9

半鱼王式

为了投出高球、低球或是出人意料的球，运动员必须有灵活的上身和脊柱。半鱼王式可以锻炼脊柱和背部肌肉的灵活性。开始时，坐在垫子上，双腿向前伸直。左膝弯曲，靠近胸部，左脚放在地上，位于右大腿外侧。右腿弯曲，右脚移动到左臀部位置。左手贴地，位于髋部后方。右臂环抱左膝。坐直，左髋向下压，同时身体转向左侧（图 14.10）。然后换另一侧重复以上动作。

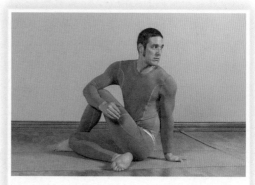

图 14.10

鸟王式手臂式

棒球和垒球运动员要保持肩部放松。鸟王式手臂式为他们提供完美的肩部拉伸练习。开始时，站在垫子一端。双臂向前伸直。右臂移动到左臂下方，双肘弯曲。环绕双臂，手掌贴在一起。前臂向前推力，手指向上抬起（图14.11）。交换两手臂的位置重复此动作。

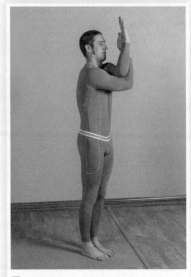

图 14.11

开胸式（手臂 90 度角）

所有棒球和垒球运动员都需要掌握投球技巧。要想投出快速球或远距离球，关键要保持肩关节的灵活性。开胸式有助于提高运动员的肩部柔韧性和灵活性。开始时，腹部着地，俯卧在地上。右臂向右侧伸展，手臂放松，放在地上。右臂弯曲，右手向上移动，右臂呈 90 度角。转动头部，看向左侧，头部贴地，放松。左手掌贴地，位于左肩下方。屈左膝，抬起左腿，置于右腿上方，左脚放松，放在地上。左手推地，左肩向后翻转（图 14.12）。然后换另一侧重复以上动作。

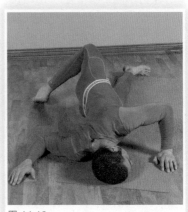

图 14.12

总结

棒球和垒球运动的特点是运动员在赛场上需要不断地进行位置变换，本章介绍的体式可以让赛场上的每个运动员受益。所有运动员都应该拥有灵活的髋部和脊柱，以便顺利击球。本章的所有体式都有助于运动员增加体力，延长上场时间。

第15章

游泳：肩部和背部拉伸

　　游泳运动员的肩部和背部肌肉都很发达，在水中穿梭时，扭转身体需要有强壮的核心肌肉。游泳运动员的肩部和膝关节很容易受伤，所以他们必须进行大量的肩部和腿部拉伸，避免受伤和抽筋。对游泳运动员来说，呼吸同样重要，正确有效的呼吸可以帮助他们保持冲力和节奏。本章介绍的体式将集中练习上述部位。瑜伽的呼吸方式可以帮助运动员调整游泳时的呼吸节奏。每个拉伸体式应保持 5 ～ 10 次呼吸的时间。

卷脊式

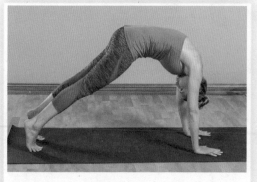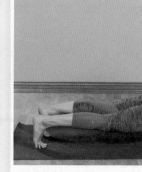

图 15.1a

图 15.1b

灵活的身体和流畅的动作对游泳运动员来说非常关键。卷脊式可以帮助运动员在下水前唤醒全身肌肉。从下犬式开始，双脚后跟抬高，向胸部方向收下巴。尾骨内收，身体向前卷，弓背（图 15.1a）。髋部向下靠近地面，同时胸部向前，抬起下巴，进入上犬式（图 15.1b）。然后，下巴内收，拱起后背，回到下犬式。

十字交叉式

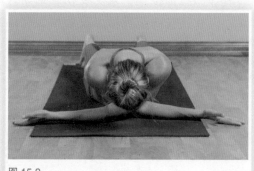

图 15.2

肩关节是游泳运动员最常用到的部位，也是最常见的受伤部位。十字交叉式可以帮助拉伸肩关节，缓解肩关节的紧张和压力。俯卧，腹部着地，前臂撑地。右手掌心朝上。右臂移动到左臂后侧，向左伸直。然后左手掌心向上，左臂向右侧方向伸直，双臂交叉（图 15.2）。头部向下放松。然后交换两手臂的位置重复以上动作。

瑜伽砖辅助低弓步

保持腿部肌肉放松可以减少游泳时对膝关节的损伤。从下犬式开始，右脚上前一步，后腿膝关节着地，呈低弓步式。在右脚内侧放一块瑜伽砖。双臂放在瑜伽砖上（图 15.3）。保持低弓步姿势，右膝贴近右肩。保持脊柱伸展，目视前方。然后交换腿重复以上动作。

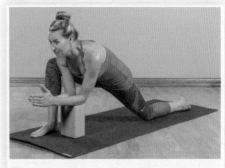

图 15.3

扭体束缚前屈式

保持腘绳肌放松可以降低游泳时肌肉痉挛和膝关节损伤的概率。扭体束缚前屈式可以帮助运动员深度拉伸腘绳肌，这是游泳运动必需的练习。站在垫子一端，双脚分开，与髋同宽。身体向前折叠，微屈双膝。右肩位于左肩下方。左臂从上方环绕到背后，同时右臂从右腿下方向后伸展，双手十指交叉。双腿伸直，左肩向后转（图15.4）。然后换另一侧重复以上动作。

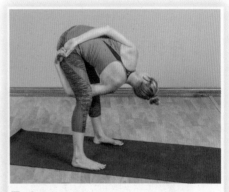

图 15.4

低弓步式

游泳运动员游泳时的力量及对膝关节的保护主要受腘绳肌和股四头肌的影响。低弓步式可以拉伸股四头肌，预防其痉挛和受伤，帮运动员保持平衡。从下犬式开始，右脚上前一步，位于双手之间，左膝着地。双手放在右膝上，挺胸，使肩关节位于髋部正上方。屈右膝，髋部向前下沉（图 15.5）。然后交换腿重复以上动作。

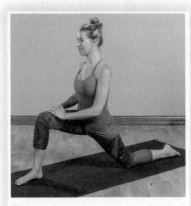

图 15.5

舞王式

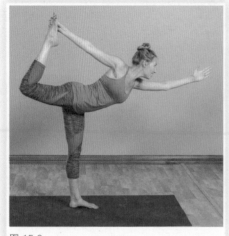

图 15.6

泳姿的灵活切换要求运动员具有良好的背部柔韧性。舞王式可以让游泳运动员练习深度后仰，使背部放松并提高背部灵活性，同时还可以锻炼单腿站立的平衡能力。开始时，站在垫子一端。重心放在左脚。屈右膝，右手向后握住右脚内侧。左臂向前伸直。上身前倾，右脚向右手心方向推同时向上抬高（图 15.6）。保持向前伸展。然后交换腿重复以上动作。

扭转雨刷式

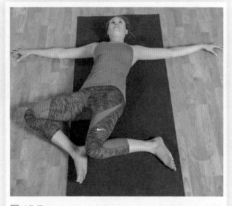

图 15.7a

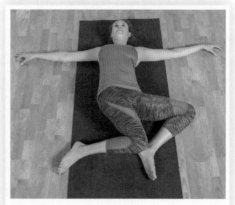

图 15.7b

游泳运动员必须有强壮的背部，以应对手臂的重复性动作。扭转雨刷式对锻炼背部肌肉和脊柱来说，是一种非常好的拉伸体式。仰卧，双臂向身体两侧伸展，掌心向下。弯曲双膝，双脚分开，间距大于髋部宽度。双膝向右侧方向下落（图 15.7a）。将膝关节抬起至原来位置，再向左侧下落（图 15.7b）。保持膝关节向两侧来回移动。

双腿起落式

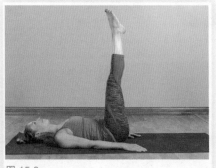

图 15.8a

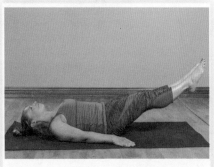

图 15.8b

　　拥有良好的核心力量是游泳运动员做出各种游泳姿势的关键。强大的核心力量使游泳运动员游得更快更持久。双腿起落式可以锻炼运动员的核心肌群，使其游泳动作更有力。开始时，仰卧，双膝弯曲，靠近胸部，然后双腿并拢，向上伸直（图 15.8a）。双臂伸直，手心向下，置于身体两侧。下腰背部紧贴地面，放松肩关节，远离耳部。双腿伸直，慢慢下落，悬停于地面上方（图 15.8b）。再慢慢抬高双腿，回到原始位置。缓慢重复以上动作。

站姿单腿前屈脊柱伸展式

　　平衡能力对每个人（包括游泳运动员）来说都非常重要。站姿单腿前屈脊柱伸展式可以提高游泳运动员的平衡能力。开始时，站在垫子一端双手放在地上。重心放在左脚，右腿向后伸直。身体慢慢向前折叠。右腿继续向上抬高，身体继续向前折叠，靠近左腿（图 15.9），同时双手向后移动置于左脚两侧。然后交换腿重复以上动作。

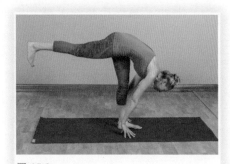

图 15.9

总结

　　游泳运动会牵动整个身体，本章介绍的体式可以帮助游泳运动员提高核心力量、保持肌肉灵活性，避免运动员在日常训练或比赛过程中发生肌肉痉挛和运动损伤。

第16章

网球：快速爆发力

良好的灵活性是网球运动员应具备的最重要的能力之一，这样才能在一瞬间接到任意高度和任意角度的球。除基本技术以外运动员的心理球技也是赢得比赛的关键。定期练习瑜伽可以帮助运动员增强运动表现。肩关节的灵活性及背部的柔韧性有助于运动员稳定发球，增加发球力量。稳定的呼吸和精神上的放松有助于运动员心理素质的提高。本章介绍的瑜伽体式有助于保持身体灵活，为比赛做好准备。每种体式应保持 5 ～ 10 次呼吸的时间。

仰卧牛面式

网球运动员必须动作迅速才能做出瞬间反应捕捉来球。仰卧牛面式可以帮助网球运动员练出灵活的髋部，让他们能够快速横向运动。开始时，仰卧，屈双膝，双脚放在垫子上。两腿交叉，右腿放在左腿上，膝关节叠在一起。双膝抬起，靠近胸部。右手抓住左脚，左手抓住右脚。双脚抬到与膝关节同一高度，慢慢将双脚拉近肩关节（图 16.1）。然后交换腿重复以上动作。

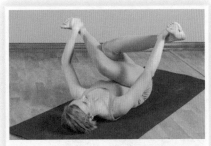
图 16.1

反转头碰膝式

瞬时大跨步动作在网球比赛过程中经常用到。反转头碰膝式可以帮助运动员伸展并放松腘绳肌，为双腿的瞬间伸展动作做好准备。坐在垫子上，双腿向前伸直。双腿分开，距离越远越好。屈左腿，左脚移动到髋部位置。右手向下抓住右脚，保持左臂位于右腿内侧。左臂向上举过头顶，同时身体右倾。右手抓住右脚。左肩向后转动，右肩向前（图 16.2）。然后交换腿重复以上动作。

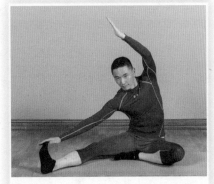
图 16.2

扭转三角式

反手击球对网球运动员来说非常重要。脊柱以及背部的灵活性是做出有力并精准的反手击球的关键。扭转三角式训练能够练习球场上所需的扭体动作。从下犬式开始，右脚上前一步，位于右手后方。右脚脚跟着地。髋部正对垫子前端，脊柱向前伸展。左手掌着地，位于右脚外侧。身体向右侧扭转，同时保持髋部正对垫子前端，脊柱伸直。右臂向上举起（图 16.3）。然后换另一侧重复以上动作。

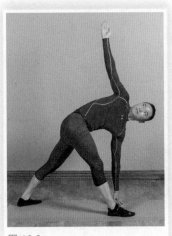
图 16.3

单腿指尖卷腹式

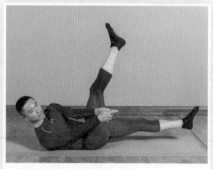

图 16.4

强壮的核心肌是身体强壮且不易受伤的基础。单腿指尖卷腹体式可以加强核心力量，提高身体稳定性，避免运动员受伤。仰卧，右腿向上抬高，左腿悬于地面上方。举起双臂，双手交叉，两根食指指向前方。头部和肩关节抬离地面，双手位于右腿外侧（图 16.4）。收缩核心肌，同时慢慢摆动身体。然后交换腿重复以上动作。

仰卧英雄式

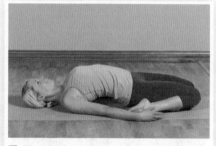

图 16.5

保持双腿平衡对网球运动员非常重要，其关键是保持四头肌的健康和放松。英雄式可以锻炼运动员股四头肌的灵活性。从下犬式开始，屈双膝，双手双膝下落。脚趾伸直，脚背贴地。双脚分开，与髋部同宽。慢慢坐到双脚中间，膝关节并拢。双手放在地上，位于髋部后方，身体慢慢向后仰，保持尾骨向下卷。待背部着地时，将双臂伸直，置于身体两侧（图 16.5）。

鸟王式

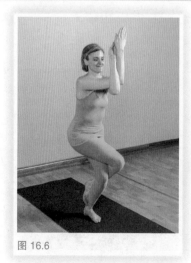

图 16.6

网球比赛中运动员经常要做跳跃和大幅度伸展动作，这些动作都是需要随机应变的。平衡练习可以帮运动员为这种瞬时动作做好准备。鸟王式可以锻炼运动员的平衡控制能力。开始时，站在垫子一端。屈双膝，髋部向后，呈坐姿。重心放在左脚，抬起右腿。右腿置在左腿上方。右脚环绕到左脚脚踝后侧。双臂向前伸直，左臂位于右臂下方，屈手肘，双臂缠绕，双手手掌贴在一起（图 16.6）。双臂向前推，手指向上抬起。然后换另一侧重复以上动作。

牛面手臂式

网球运动中各种角度和高度的挥拍动作要求运动员有灵活的肩关节。牛面手臂式可以帮助加大肩关节的活动范围，满足各种角度的挥拍需求。该体式通过一个拉伸动作，扩大肩关节向内向外的转动范围。开始时，站在垫子一端。右臂向上举过头顶，左臂放松，垂于身体左侧。屈左肘，肩关节内收，左手向后，手背贴在腰部。同时，右手举过头顶，肩关节外旋，屈右肘，右手放在上背部。双手慢慢靠近，十指交叉（图16.7）。如果双手不能交叉，可以握一根伸展带增加长度。然后交换两手臂的位置重复以上动作。

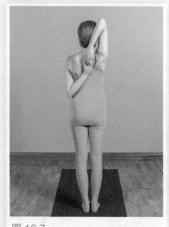

图 16.7

狂野式

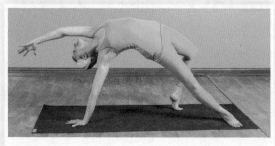

图 16.8

强有力的发球动作要求运动员有非常灵活的脊柱。狂野式可以帮助运动员打开背部，增加脊柱的灵活性，伸展背部肌肉。从下犬式开始，右腿向上抬高，进入单腿下犬式。屈右膝，髋部向外旋转，抬高右膝。以左脚跖球为轴，向左脚外侧旋转。右脚跖球慢慢下落到地上，位于左腿后方。抬起髋部，挺胸，同时右臂向垫子前方伸展，头部后仰放松（图16.8）。然后换另一侧重复以上动作。

总结

网球运动员需要瞬间弹跳、弓步下蹲、跳跃或者迅速捕捉来球。身体的灵活性和平衡能力对于应对这些瞬间动作来说非常重要。本章介绍的瑜伽体式可以帮助网球运动员做好充分的赛前准备。

第17章

篮球：爆发力训练

　　篮球是一种快节奏运动，对运动员的平衡能力、身体的控制能力、爆发力和耐力都有很高的要求。篮球运动员要做到在长时间的比赛中始终保持动作流畅，除了体能和技术，还需要强大的控制能力和注意力。瑜伽教会运动员集中精神，感受身体需求。在比赛中，他们必须快速思考、反应迅速，快速移动，在面对压力时也能够集中精神。所有这些要求给运动员身体带来了很大的挑战。定期练习瑜伽有助于运动员应对这些挑战，缩短身体恢复时间，并预防受伤。本章介绍的体式给篮球运动员提供了非常棒的辅助训练方法。每种体式应保持5 ～ 10 次呼吸的时间。

靠墙拉伸式

　　篮球运动员的双腿一直处于运动状态，他们经常使用腿部肌肉，肌肉始终处于紧张状态。靠墙拉伸式可以帮助运动员深度拉伸四头肌，有助于预防膝关节和髋部受伤。开始时，准备好瑜伽垫和两块瑜伽砖，将瑜伽垫放在墙边，跪立双手下落，背对墙壁。瑜伽砖放在垫子上，位于双手之间。屈右腿靠墙，右胫骨贴在墙壁上。右膝慢慢向下滑到地面。双手放在瑜伽砖上，左脚放在垫子上，呈低弓步式。挺胸，双手放在左侧大腿上（图17.1）。背部和髋部慢慢靠近墙壁。然后交换腿重复以上动作。

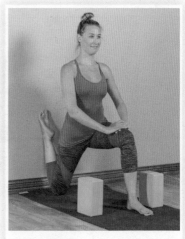

图 17.1

脚踝交叉前屈式

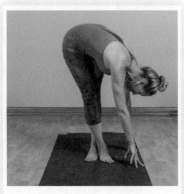

图 17.2a

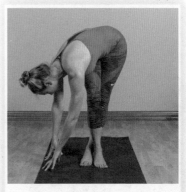

图 17.2b

　　跑动带来的持续碰撞容易造成腘绳肌紧绷。脚踝交叉前屈式能帮助篮球运动员深度拉伸腘绳肌，满足比赛要求。开始时，站在垫子一端。右脚向前一步，位于左脚外侧。屈双膝，身体向前折叠，双手触地。双腿伸直，保持双脚贴地。双手移动到垫子左侧，保持该姿势（图17.2a）。然后将双手移动到垫子右侧，保持该姿势（图17.2b）。双手放在双脚上，身体向前折叠。然后交换腿重复以上动作。

低弓步半鸽子式

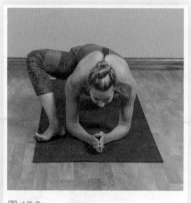

图 17.3

篮球运动中有大量的横向运动。低弓步半鸽子式可以锻炼髋部的灵活性，使运动员的横向运动更流畅、更敏捷。从下犬式开始，右脚上前一步，放在双手之间，左腿膝关节跪地。双手放在垫子上，位于右脚内侧。右脚屈曲，脚趾向上，右脚向外侧转动，右膝尽量向外侧放松，直到感觉舒适为止。双臂贴地（图 17.3）。然后交换腿重复以上动作。

前屈式—肩部伸展

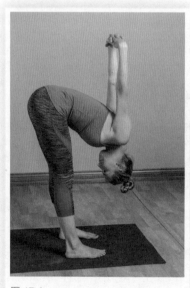

图 17.4

盖帽或者传球时手臂的延伸程度是影响动作效果的关键。前屈式—肩部伸展可以使肩关节更加灵活，有更好的延展性，有助于运动员防守或者进攻投篮。开始时，站在垫子一端，双脚分开，与髋部同宽。双手交叉，放在身后。身体向前折叠，双手抬高，指关节向上（图 17.4）。

战士第三式到句瓦明式下蹲

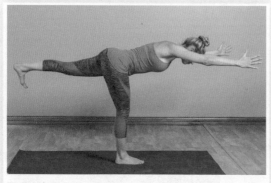

图 17.5a

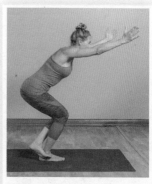

图 17.5b

　　平衡能力对于篮球比赛中运动员的表现来讲至关重要。篮球运动员在比赛过程中必须控制好身体平衡，很多时候，他们会单腿着地，或者以各种姿势保持平衡。句瓦明式下蹲训练可以让运动员保持平衡。从下犬式开始，右腿上前一步，上身抬高，进入战士第三式（图 17.5a）。屈双膝。右膝下落，深蹲，左脚弯曲，放到右脚踝处（图 17.5b）。背部慢慢抬起，进入战士第三式，然后背部缓慢下落，配合呼吸。然后交换腿重复以上动作。

单车式

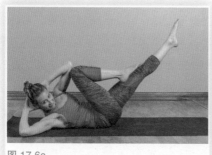

图 17.6a

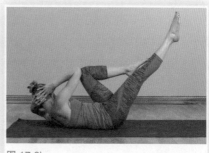

图 17.6b

　　篮球运动员比赛时必须反应迅速、有爆发力。强壮的核心力量可以让运动员动作敏捷。单车式是一个很棒的体式，可以帮助运动员保持核心肌强壮。开始时，仰卧在垫上，双手放在头后，保持两肘打开，双膝靠近胸部，同时抬高头部和肩部。吸气，同时伸直左腿。呼气，转向右侧，左肘贴右膝（图 17.6a）。吸气，身体回到中间位置，伸直右腿，左膝拉回，位于髋部上方。呼气，转向左侧，右肘贴左膝（图 17.6b）。配合呼吸，重复以上动作。

伸展三角式和扭转新月式

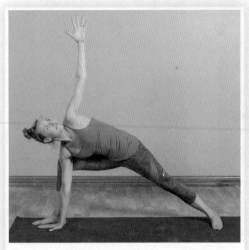

图 17.7a

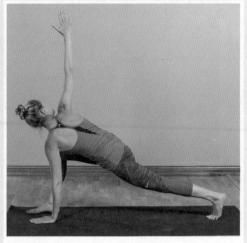

图 17.7b

　　快速扭动身体和转体动作要求运动员背部非常灵活。来回练习三角伸展式和扭转新月式，可以让运动员保持脊柱灵活和背部肌肉放松，有利于快速扭转和转身。开始时，先做下犬式，右脚上前一步，位于双手之间，右脚跟向下转动，贴地。向上挺身，右膝弯曲，位于左膝前方。双臂向肩关节外侧伸展，同时进入右侧战士第二式。右手掌放在地上，位于右脚内侧，左臂向上抬起，进入伸展三角式（图 17.7a）。左手掌贴地，靠近右手。左脚跟抬离地面，身体向右转，右臂向上举起（图 17.7b）。然后将右手手背贴地，置于右脚内侧。左脚跟回落到地面，左臂向上举起。转体的同时配合呼吸。然后换到另一侧，从左侧战士第二式开始练习。

蝗虫式

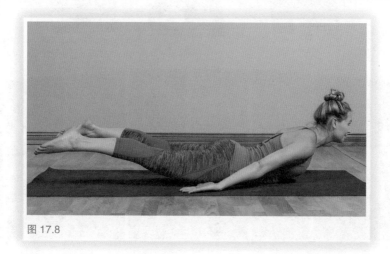

图 17.8

  篮球运动员在比赛中为时刻准备接球经常处于上身前倾的准备状态。蝗虫式是非常棒的后仰体式，有助于运动员前侧肌群的拉伸。从下犬式开始，向前移动，进入平板式，俯卧。双臂沿着身体两侧向后伸展。抬头挺胸，同时双腿向后伸直，双腿抬离地面（图 17.8）。双手手背贴地，按压地面，保持尾骨向后卷，挺直身体。

总结

  篮球是一种快节奏运动，对运动员的注意力、平衡力和身体控制能力有很高的要求。本章介绍的体式可帮助运动员增强身体的灵活性和柔韧性，提高核心力量，缩短恢复时间并预防受伤。这些体式可以让运动员动作更加流畅，上场时间更长。

第18章

高尔夫：脊柱伸展和扭转

　　高尔夫运动员不仅需要摆臂发力，还需要进行全身训练。力量、耐力、平衡性、稳定性、灵活性及柔韧性对高尔夫球员来说都非常重要。各方面的协调训练，不仅可以加强运动员的摆臂动力，还能保持运动员身体平衡。练习瑜伽可以扩大运动员关节的活动范围，增加肌肉弹性，伸展并放松紧绷部位。当这些部位的肌肉具有灵活性和柔韧性时，运动员就可以更快速、更流畅地完成技术动作，增加他在高尔夫比赛中的击球力度和方向准确性。每种体式应保持5 ～ 10 次呼吸的时间。

针眼式

运动员摆臂的力量并非来自手臂，而是来自腰部。针眼式可以帮助锻炼髋部，产生摆臂所需的力量。开始时，仰卧在垫子上。屈双膝，双脚分开放在垫子上，与髋部同宽。抬起右腿，右脚踝置于左腿股四头肌处，保持右脚屈曲。左脚抬离地面，双手轻拉左侧大腿靠近胸部（图18.1）。然后交换腿重复以上动作。

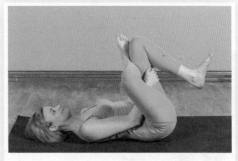

图 18.1

仰卧手抓大脚趾式

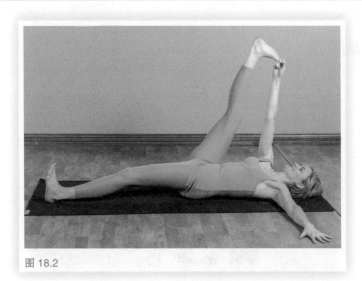

图 18.2

高尔夫运动员比赛时要走很多路，需要弯腰、弓身击球。仰卧抓大脚趾式可以让高尔夫球员保持腘绳肌放松、打开背部，以保持肌肉放松，避免或缓解腰部疼痛。开始时，仰卧在垫子上。右膝靠近胸部，左腿伸直，放在垫子上。右手食指和中指抓住右脚大脚趾。右腿向上伸直，右脚跟向上用力蹬，脚趾向下弯曲（图18.2）。将右腿轻轻朝胸部拉，保持腿部伸直。然后交换腿重复以上动作。

扭转幻椅式

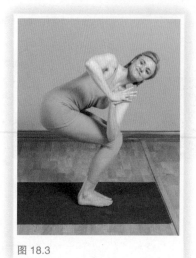

图 18.3

保持脊柱和背部放松、灵活和平衡，有助于强化高尔夫球员的摆臂动作。扭转幻椅式是锻炼背部肌肉和脊柱灵活性的关键体式。开始，站在垫子一端。屈双膝，髋部向后向下落，同时挺胸，手臂向上举起，进入幻椅式。双手合十，放在胸前。将左肘置于右膝外侧。右手向左手用力推，同时身体转向右侧（图 18.3）。回到幻椅式，然后转向左侧。

滑动卷膝式

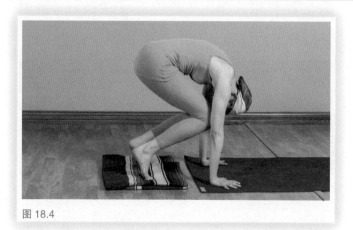

图 18.4

强壮的核心力量有助于高尔夫运动员完成摆臂动作。滑动卷膝式可以帮助锻炼核心力量，为运动员摆臂提供力量，保护其背部免受伤害。从平板式开始，在光滑的地面上放一块毯子，双手位于垫子顶端，双脚踩在毯子上。呼气，屈双膝，膝关节靠近胸部，下巴向下收（图 18.4）。吸气，身体向后伸展，回到平板式。重复该动作 2 ～ 3 组，每组 10 ～ 15 次。

战士第三式

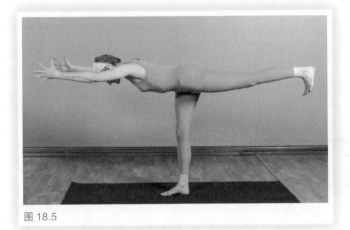

图 18.5

在地面不平的球场上提臂击球需要运动员有足够的平衡能力。战士第三式可以训练运动员所需的稳定性和平衡力。从下犬式开始。右脚上前一步，踩在双手之间。保持右脚稳定，左脚向后，抬起至与髋部同高；右腿支撑身体平衡。双臂带动上身抬起与地面平行（图 18.5）。然后交换腿重复以上动作。

狮身人面式

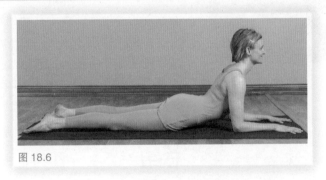

图 18.6

在高尔夫比赛中，运动员在摆臂或击球时身体要略微前倾，容易造成背部肌肉紧张。狮身人面式动作可以帮助运动员拉伸上背部和中背部肌肉，以及脊柱。从下犬式开始，向前移动，进入平板式，腹部着地。双臂撑地，手肘位于肩关节正下方与地面成 90 度，五指张开，手指指向垫子顶端。双脚脚背压地，收缩大腿肌肉。尾骨向脚跟方向卷起。手掌推地，身体略微后仰，向前向上挺胸，保持肩关节向后打开（图 18.6）。

231

低弓步扭体式

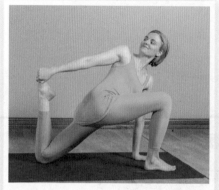

图 18.7

运动员在比赛过程中会大量走路、下蹲、摆臂，双腿保持平衡是关键。低弓步扭体式可以给高尔夫球手提供股四头肌伸展练习。从下犬式开始，右脚上前一步，位于双手之间，左膝跪地，呈低弓步式。挺胸，双手放在右侧大腿上，同时身体下沉，做低弓步式。右手向后抓住左脚。左手贴地，位于右脚内侧。右肩向右转，眼睛看向后方（图 18.7）。身体继续下沉，加深弓步。然后换另一侧重复以上动作。

仰卧半牛面手臂式

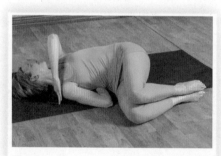

图 18.8

高尔夫球手摆臂或击球时极易导致肩部肌肉紧绷。仰卧半牛面手臂式可以帮助练习肩部拉伸，扩大摆臂范围。开始时，仰卧在垫子上。屈双膝，双脚放在垫子上。右髋部抬离地面，右手移动到腰部下方，手掌贴地。右髋部下落，置于右手上。双膝靠近胸部，向身体右侧下落。左臂跨过胸部，碰触身体右侧地面（图 18.8）。然后换另一侧重复以上动作。

总结

高尔夫运动中运动员的摆臂不仅靠手臂，还会用到其他部位的力量。高尔夫运动员需要有良好的平衡能力、灵活的关节和柔软的肌肉，有助于运动员精准有力地击球。本章介绍的体式可以提高运动员的柔韧性和灵活性，帮助高尔夫运动员保持身体的平衡发展和运动后的肌肉放松，为赢得比赛做好准备。

第19章

高强度训练：功能和力量

人类的身体可能比大家想象中的还要强壮。要突破身体极限，必须有充足的恢复时间。要想蹲得更深，或者是更好地抓举，需要运动员有足够的腿部力量、稳定的髋部和肩关节。举重确实可以增加人的力量，但是瑜伽可以有效提高运动员的力量素质。体式内的停留，以及从一种体式缓慢过渡到下一种体式，都可以增加力量。瑜伽和力量训练有许多相同之处两者都要求在训练时运用恰当的呼吸技巧增强练习效果。瑜伽在力量训练的同时可以提升运动员的专注力和控制力，帮助运动员不断突破自己的极限。每种体式应保持 5～10 次呼吸的时间。

穿针式

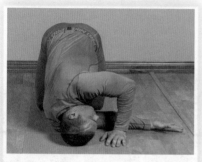

图 19.1

　　运动员的肩关节负担很大，肩关节肌群的拉伸是放松肩关节的关键。练习穿针式可以帮助打开肩关节，扩大斜方肌和三角肌在训练中的活动范围，为举重训练提供帮助。从下犬式开始，屈双膝，双手双膝落地。重心移动到左手，右臂向左侧移动至左臂与左腿之间，右手掌心向上。右肩下落，右耳贴地。左手推地，左肩向后展开（图 19.1）。然后换另一侧重复以上动作。

宽腿坐位前屈式

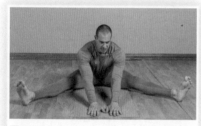

图 19.2

　　即使技巧是正确的，力量训练仍会造成肌肉紧张。比如，正确的训练可以加强腘绳肌的力量，但同时也造成了腘绳肌紧绷。宽腿坐姿前屈式可以拉伸腘绳肌，使腘绳肌保持放松状态。开始时，坐在垫子上。双腿尽量分开，勾脚尖向上。双手放在垫子上，位于髋部前方。双手向前移动，保持脚尖向上，同时身体前倾，逐渐靠近地面（图 19.2）。

仰卧脊柱扭转式

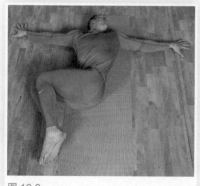

图 19.3

　　力量训练要求下腰背部保持稳定，运动员下腰长期紧绷，因此运动员需要增加仰卧脊柱扭转式练习，锻炼脊柱的灵活性，让肌肉保持放松。开始时，躺在垫子上，双膝弯曲，向上靠近胸部，双臂向外伸展，手心向下。双腿慢慢向右侧下落，同时眼睛看向左侧（图 19.3）。然后换另一侧重复以上动作。

新月式

前蹲举可以加强股四头肌，但也会造成股四头肌紧绷。新月式可以深度拉伸股四头肌。从下犬式开始，右脚上前一步，位于右手后方。左脚跟抬起，同时双手带动身体向上抬起，双手举过头顶。右膝向前弯曲，同时左脚跟向后用力蹬（图19.4）。保持尾骨向下卷，腹直肌微微收缩。然后交换腿重复以上动作。

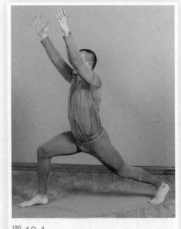

图 19.4

移动脚跟平板式

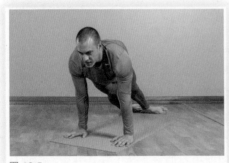

图 19.5a

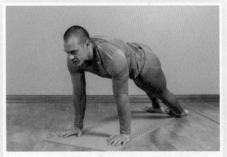

图 19.5b

很多人不喜欢核心训练，强壮的核心肌群可以让身体免受伤害，移动脚跟平板式可以锻炼举重时使用的肌肉，而且还能提高举重运动员的核心稳定性。从下犬式开始，向前移动，进入高位平板式。双脚分开，与髋部同宽。保持上身稳定，收缩核心肌。呼气，双脚脚跟向右侧地面方向转动（图19.5a）。吸气，双脚脚跟抬起，回到中间位置，呼气，脚跟向左侧地面方向转动（图19.5b）。配合呼吸，重复以上动作，做2～3组练习，每组呼吸10～15次。

树式

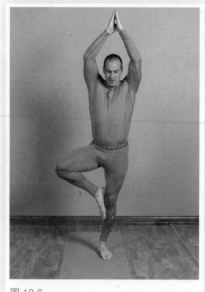

图 19.6

　　平衡能力对举重来说非常重要。良好的平衡能力可以提高膝关节、髋部、脚踝及肩关节的关节稳定性，预防一系列的运动损伤。树式有助于锻炼举重所需的平衡能力。站在垫子上。重心放在左脚上。右膝弯曲并向上抬起。右脚踩在左侧大腿内侧，与左腿形成对抗，右腿从大腿根部开始一直到右膝向外展开。双臂向上举过头顶，双手合十（图 19.6）。然后交换腿重复以上动作。

上犬式

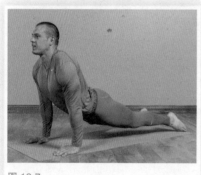

图 19.7

　　弯腰抓杠铃或背部力量训练会大量使用背部肌肉。上犬式可以拉伸所有背部肌肉，缓解背部肌肉紧张，打开背部。上犬式还可以拉伸前半身肌肉。从下犬式开始，向前移动进入平板式，腹部下落。脚趾伸直，脚背着地。双手向后，放于肋骨旁边。双肘向内夹紧，同时胸部向前提拉。双手推地，脊柱向前向上伸直，同时伸直两臂（图 19.7）。脚背用力压地，提高髋部和大腿离开地面。

宽距深蹲式

举重运动员总是希望能够不受紧绷肌肉的限制蹲得更深，宽距深蹲式拉伸腿内侧可以让运动员下蹲更容易，幅度更大。从下犬式开始，右脚上前一步，呈站立姿势。右脚向左转，面向垫子左侧。脚后跟略微向内，脚趾向外。屈双膝，双手撑地。双手向后移动，手肘贴在大腿内侧。髋部下沉，挺胸，双膝向外打开（图19.8）。

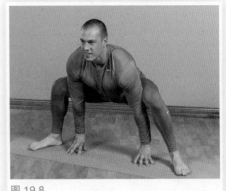

图 19.8

总结

举重是一项不断突破身体极限的运动，举动运动员通常都肌肉发达，身体强壮。运动员在增加肌肉力量时，很容易忽视柔韧性和灵活性的练习。缺乏柔韧性和灵活性不仅会限制动作范围，也容易导致身体受伤。本章介绍的体式可以锻炼举重运动员的灵活性和柔韧性，让运动员蹲得更深，抓举更流畅，从而加强他们对身体的控制。

作者简介

芮安娜·坎宁安（Ryanne Cunningham），拥有 RYT 200 和 RYT 500 证书，长期居住在美国威斯康星州的绿湾城。她经营着一家流瑜伽工作室，给绿湾包装工队的前任和现任球员，以及其他运动项目的运动员进行团体或者个人瑜伽培训，参加训练的有兰德尔·科布（Randall Cobb）、特拉蒙·威廉姆斯（Tramon Williams）、B.J. 拉吉（B.J. Raji），贾勒特·布什（Jarrett Bush）、迈克·尼尔（Mike Neal）和安迪·穆鲁巴（Andy Mulumba）。坎宁安从 2002 年开始在绿湾的一个瑜伽中心参加训练并任教，于 2012 年在该中心获得 RYT 高级瑜伽培训师 500 小时证书。2002 年，她在弗吉尼亚白金汉萨特旦安达隐修处获得了 RYT 高级瑜伽培训师 200 小时证书，以及运动力量瑜伽证书。

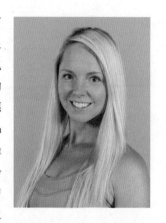

自 2002 年起，坎宁安学会并开始使用高级按摩疗法。为了更好地掌握按摩疗法，她学习了人体解剖学、生物学及运动机能学，将所学的知识应用到了瑜伽实践和教学中。她利用自己在运动和健身方面的经验，教导学生如何进行正确的拉伸，纠正学生动作，让所有瑜伽学习者都受益匪浅。

坎宁安在美国国家和地方刊物上发表了许多文章，这些刊物包括《瑜伽杂志》（*Yoga Journal*）、《密尔沃基哨兵报》（*Milwaukee Journal Sentinel*）及《曼特拉杂志》（*Mantra Magazine*）。

译者简介

张晓蕾

国家高级教练员。国家花样游泳队教练员，上海市花样游泳队主教练。曾培养了黄雪辰、刘鸥、汤梦妮等一批花游领域的知名精英运动员。作为国家花样游泳队教练组成员，带队所获成绩有：2006 年世界青少年锦标赛单人项目金牌、集体项目银牌；2008 年北京奥运会集体项目铜牌；2009 年世锦赛组合项目银牌；2010年亚运会集体、组合项目两枚金牌；2010 年花样游泳世界杯集体、组合两枚银牌；2012 年伦敦奥运会集体项目银牌、双人项目铜牌；2012 年全国锦标赛自由组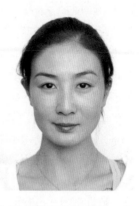

合金牌；2013 年世锦赛单人项目银牌；2013 年第十二届全运会双人项目金牌、自由组合银牌；2014 年仁川亚运会双人、集体、组合三枚金牌；2014 年第十三届世界杯双人、集体项目两枚金牌；2015 年喀山世锦赛单人、双人、集体、组合三枚银牌；2016 年里约奥运会双人自由项目、集体项目两枚银牌；2017 年布达佩斯世锦赛集体银牌、组合金牌。

赵丹彤

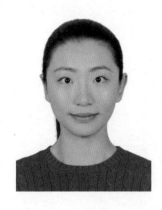

北京体育大学体育教育训练学博士；国家体育总局体育科学研究所助理研究员；艺术体操国家一级运动员、裁判员；国家花样游泳队体能教练；国家级运动营养师。主要研究方向：体能训练，瑜伽和普拉提训练，运动损伤康复与治疗。ASCA（澳大利亚体能协会）认证体能教练；FORTANASCE 认证孕产康复师；MTT（医学运动康复）认证康复师；FMS（功能性动作筛查）认证教练；SFMA（选择性功能动作评估）认证教练。